METHYLEN BLAU

Dr. Laurent Schwartz

METHYLEN BLAU

Ein vergessenes Heilmittel

Neue Hoffnung bei Krebs, Depressionen und neurologischen Erkrankungen

Narayana Verlag

Dr. Laurent Schwartz
Methylenblau
Ein vergessenes Heilmittel
Neue Hoffnung bei Krebs, Depressionen und neurologischen Erkrankungen
1. deutsche Auflage 2025
ISBN: 978-3-96257-365-2

Titel der Originalausgabe:
Le bleu de méthylène:
Un remède oublié, un nouvel espoir contre le cancer, la dépression et les maladies du cerveau

Übersetzung aus dem Französischen: Monika Berger
Lektorat: Katja Komsthöft
Korrektorat: Buch&media GmbH
Layout, Cover und Satz: Mona Königbauer, Buch&media GmbH
Coverabbildung: shutterstock / DenisRozhnovsky

Herausgeber:
Narayana Verlag GmbH,
Blumenplatz 2, D-79400 Kandern
Tel.:+49 7626 974 970-0
E-Mail: info@narayana-verlag.de
www.narayana-verlag.de

Inhaltsverzeichnis

Einleitung

Ich bin Onkologe von Beruf und begleite seit über vierzig Jahren unheilbar kranke Patienten. Um ihnen wirklich helfen zu können, gilt es, Krebs in seiner ganzen Komplexität zu begreifen. Bei der Behandlung dieser Erkrankung handelt es sich nicht um den Kampf des Guten gegen das Böse, wie es oft so gerne heißt. Und es greift einfach zu kurz, dass es sich dabei um Zellen handelt, die plötzlich verrücktspielen. Vielmehr wird Krebs mit einer Vergärung von Zucker in Verbindung gebracht.

In mehreren wissenschaftlichen Artikeln habe ich einen innovativen Ansatz zur Behandlung von Krebs vorgestellt: Durch Hemmung der Zuckervergärung lässt sich das Tumorwachstum stoppen. Auf dieser Grundlage haben meine Forschungsteams und ich eine wirksame Behandlung entwickelt: die metabolische Therapie. Hierbei handelt es sich um eine Stoffwechselbehandlung, die auf den Stoffwechsel der Krebszellen einwirkt. Sie ist zwar noch kein Allheilmittel und weit fortgeschrittene Krebsarten reagieren resistent, doch die Einsatzmöglichkeiten sind vielversprechend. Im Zentrum der Behandlung steht eine Substanz, deren vielfältige Vorteile seit Ende des 19. Jahrhunderts bekannt sind. Die Rede ist von Methylenblau. In wissenschaftlichen Veröffentlichungen, von denen einige über 120 Jahre alt sind, wurde seine Wirksamkeit bei der Behandlung zahlreicher Erkrankungen, insbesondere verschiedener Krebsarten, beschrieben. Doch aus unerfindlichen Gründen geriet diese simple und gut verträgliche Therapie in Vergessenheit. Stattdessen wurden komplexere Substanzen entwickelt und massenhaft eingesetzt, welche mit exorbitanten Kosten verbunden sind.

Die ursprünglich als Farbstoff entwickelte Substanz Methylenblau gewann aufgrund ihrer antiinfektiösen Wirkung schnell an Bedeutung. Vor dem Ersten Weltkrieg wurden damit Malaria und Lepra bevorzugt behandelt. Aufgrund seiner antibiotischen Wirkung konnte es auch zur Behandlung von Blasenentzündungen eingesetzt werden. Ab den 1930er-Jahren wurden die ersten Antidepressiva aus Methylenblau chemisch gewonnen, doch erst in den 2000er-Jahren erinnerte sich die medizinische Forschung wieder an diese Substanz und stellte fest, dass sich damit auch

Mitochondrien, die Kraftwerke in unseren Zellen, stimulieren lassen.

Wie viele andere bekannte Krankheitsbilder ist Krebs eine Stoffwechselerkrankung, die mit einer Dysfunktion der Mitochondrien in Verbindung steht. Nun kann sich Methylenblau aber selektiv an Zellen binden, deren Stoffwechsel dysfunktional ist. Dies erklärt wahrscheinlich auch die zahlreichen heilenden Eigenschaften dieses jahrhundertealten Stoffes. Ich selbst habe mich vor allem für seine Funktion in der Krebsbehandlung interessiert, möchte hier aber auch auf seine Entwicklung und seine weitreichenden Anwendungen in der Medizin im Laufe der vergangenen Jahrhunderte näher eingehen.

Die Krankengeschichte von Ghislain: Allen Prognosen zum Trotz

Ich lernte Ghislain Huffschmitt 2017 in einem Restaurant im Elsass kennen. Er war an Krebs erkrankt, wollte die ausgetretenen Pfade der Schulmedizin verlassen und sich eigenverantwortlich um seine Behandlung kümmern. Die folgenden Zeilen stammen von Ghislain Huffschmitt persönlich.

*

Am 12. November 2016 erlitt ich plötzlich eine massive Blutung im Hals-Nasen-Ohren-Bereich.

Am 1. Dezember (kurz vor meinem 49. Geburtstag) schien mein Schicksal besiegelt: Ich litt an metastasiertem Zungengrundkrebs, inoperabel – mit Palliativpflege sollten mir noch drei Monate bleiben. Ich holte eine zweite ärztliche Meinung und auch noch eine dritte ein, doch alle bestätigten diese Diagnose. Für die Teilnahme an klinischen Studien meldete ich mich freiwillig, wurde jedoch abgelehnt.

Es wurde mir geraten, so lange wie möglich zu essen und zu trinken. Nachdem mir ein Viertel meiner Zähne gezogen worden war und eine Magensonde gelegt wurde, war ich bereit, die vorgeschlagenen Behandlungen über mich ergehen zu lassen: Chemotherapie und Strahlentherapie in Höchstdosen.

Doch da empfahl mir mein Heilpraktiker die Lektüre des Buches von Dr. Laurent Schwartz: *Krebs: eine einfache und gut verträgliche Behandlung*. Ich las es mit großem Interesse, denn die angeführten Argumente klangen plausibel.

Daher entschied ich mich – gegen den Rat meines Onkologen und meines Strahlentherapeuten, doch mit Zustimmung meines HNO-Chirurgen und der Hilfe meines Hausarztes – für die von Dr. Schwartz ausgearbeitete Behandlung, d. h. die metabolische Therapie.

In den sozialen Netzwerken erfuhr ich durch zahlreiche Berichte von Krebspatienten und ihren Angehörigen, dass es möglich ist, selbst die schlimmsten Prognosen zu widerlegen.

Also verschlang ich ein Buch nach dem anderen. In einigen wurden weit hergeholte Thesen angeführt, doch die meisten befassten sich unter anderem mit der Funktionsweise der Krebszelle, den Mitochondrien, der Zuckergärung, den Auswirkungen von Zucker, dem Warburg-Effekt, dem Krebszyklus, der metabolischen Therapie. Bereits zu dieser Zeit wurde in einigen Büchern die ketogene Ernährung erwähnt.

Sehr schnell entschied ich mich dafür, meine Gesundheit selbst in die Hand zu nehmen. Das war schwierig, da ich unter dem Druck der Klinikärzte stand, die meinen Fragen auswichen und meine Entscheidung infrage stellten.

Bei jedem meiner Krankenhausaufenthalte musste ich den Artikel L. 111-14 des französischen Gesetzes über das Öffentliche Gesundheitswesen *Code de la santé publique* geltend machen, der besagt, dass »jede Person gemeinsam mit dem Gesundheitsfachpersonal und unter Berücksichtigung der von diesem bereitgestellten Informationen und Empfehlungen Entscheidungen bezüglich ihrer Gesundheit trifft. *Jeder Mensch hat das Recht, eine Behandlung abzulehnen oder nicht zu erhalten.*«

Daher lehnte ich die vom Krankenhaus bereitgestellten Mahlzeiten (zu viel Zucker und verarbeitete Produkte) sowie die Verabreichung von Glukoseinfusionen ab.

Kurz darauf verwahrte ich mich gegen die Mahlzeiten, die mir enteral verabreicht werden sollten, da sie ebenfalls zu viel Zucker und auch zu viel Eiweiß enthielten und mich zwangen, an einem Tag 15 Stunden an einem Nahrungsautomaten zu hängen.

Anfang Januar 2017 war der Tumor fast 6 cm groß und ich hatte Metastasen auf beiden Seiten des Halses. Aufgrund der Strahlentherapie konnte ich nicht mehr sprechen. Ich litt an einer Mukositis Grad 3, die mit einer unglaublichen Menge an Eiter einherging. Durch die Ernährungsumstellung verlor ich fast 1 kg Körpergewicht pro Tag.

Doch zur Überraschung der Ärzte hatte ich weder Entzündungsmarker im Blut noch Anzeichen von Unterernährung. Bis Mitte Februar 2017 hatte ich 25 kg abgenommen.

Ende Mai teilten mir die Ärzte nach einem Kontroll-CT und einem MRT mit, dass vom Tumor keine Spuren mehr vorhanden waren, ohne näher darauf einzugehen.

Ich hatte Angst vor dem, was als Nächstes kommen sollte, weil ich wusste, dass Krebserkrankungen der oberen Atemwege mit einer hohen Rückfallrate verbunden sind und die mittel- und langfristige Überlebensprognose häufig ungünstig ist.

Außerdem zogen die Behandlungen meist schwerwiegende Folgeschäden nach sich: Mundtrockenheit, Schilddrüsenunterfunktion, Kau- und Schluckbeschwerden, Gleichgewichtsstörungen usw.

Also beschloss ich, an den Veränderungen meiner Lebensgewohnheiten festzuhalten. Ich reduzierte den Konsum von Eiweiß und Zucker drastisch, konnte mein Gewicht bei 75 kg halten und fuhr mit der metabolischen Therapie fort, wobei ich zusätzlich noch täglich 7 bis 10 g Vitamin C einnahm. Darüber hinaus nahm ich sechs Monate lang alle zwei Stunden 15 cl Chlordioxid, wie von vielen Krebspatienten empfohlen.

Ich habe die metabolische Therapie fünf weitere Jahre fortgesetzt. Zucker ist schon lange nicht mehr mein Lieblingslebensmittel! Ich entdeckte die wohltuende Wirkung des Heilfastens (Intervallfasten 16 / 8 und langes Fasten bis zu zehn Tage) – eine Praxis, die in bestimmten Ländern wie Deutschland, der Schweiz oder Spanien von den Gesundheitsbehörden unterstützt wird.

Noch heute interessiere ich mich voller Neugier für die von Dr. Schwartz und seinem Team in Frankreich durchgeführten Forschungsarbeiten, verfolge aber auch voller Interesse die Untersuchungen von Forschenden in anderen Ländern wie Thomas Seyfried, Walter Longo, Eric Berg und einigen anderen.

Im März 2018 wurde bei meiner Mutter ein Rezidiv ihres multiplen Myeloms festgestellt. Ihr damaliger Onkologe riet ihr, die Behandlung zu beenden. Seiner Meinung nach würde sie nur mit Glück das Jahresende erleben. Also entschied sich meine Mutter für die von Dr. Schwartz empfohlene Therapie und stellte ihre Ernährung um: verarbeitete Produkte, Zucker und Fleisch nur in geringen Mengen, dafür viel frisches Gemüse und Ölsaaten. Sie verstarb am 1. Januar 2022.

Viele Ärzte sind sich einig: Die Art und Weise, wie wir uns ernähren, beeinflusst unsere Gesundheit in ganz entscheidendem Maße. Wir schaufeln uns mit unseren Kauwerkzeugen unser eigenes Grab.

Die Qualität und die Quantität der Nahrung, die wir zu uns nehmen, die Qualität des Wassers, das wir trinken, und die Qualität der Luft, die wir atmen, spielen eine entscheidende Rolle für unsere Gesundheit, aber auch für den Heilungsprozess.

Ich möchte mit einem Zitat des französischen Komikers Pierre Desproges schließen: »Die Forschung braucht Geld in zwei wichtigen Bereichen: Krebs und Raketenabwehrsysteme. Für Raketenabwehrsysteme zahlen wir Steuern. Für Krebs werden Spenden gesammelt.«

Kapitel 1

Methylenblau, ein in Vergessenheit geratenes Medikament

Methylenblau ist ein blauer Farbstoff, der im 19. Jahrhundert für die Textilindustrie entwickelt wurde. Nichts deutete damals darauf hin, dass er auch in den Bereichen Medizin und Biologie erfolgreich eingesetzt werden könnte!

Die Geschichte von Methylenblau in Kurzform

Früher wurden pflanzliche Heilmittel von Apothekern hergestellt und verkauft. Doch erst mit dem Entstehen der Pharmaindustrie im 19. Jahrhundert kam es zur umfangreichen Fertigung von Medikamenten mit nachgewiesener Heilwirkung. Dem zugrunde lag die Entdeckung des Morphiums 1804 – einem schmerzstillenden und schlaffördernden Wirkstoff, den der deutsche Apotheker Friedrich Sertürner aus Opium extrahierte und nach dem griechischen Gott der Träume, Morpheus, benannte.

Die Pharmaindustrie hat ihren Aufschwung der Entwicklung der chemischen Industrie zu verdanken. Bereits 1828 gelang es Friedrich Wöhler, Harnstoff aus Ammoniumcyanat zu synthetisieren. Es war also möglich, Harnstoff – ein Molekül, das im Körper, beziehungsweise im Urin, natürlich vorkommt – im Labor künstlich herzustellen. Bis heute gilt Wöhler als Pionier der anorganischen Chemie. Infolgedessen kam es sehr schnell zur Entwicklung neuer Chemikalien.

Ein weiterer großer Fortschritt gelang Friedrich August Kekulé im Jahr 1865 mit der Entdeckung von Benzen (Benzol) und vor allem dem Entschlüsseln seiner Struktur. Dieses hochungesättigte zyklische Molekül ist nämlich äußerst reaktionsfreudig.

Zur gleichen Zeit versuchte die deutsche chemische Industrie, synthetische Farbstoffe aus einem Benzolring (man spricht auch vom aromatischen Benzolring oder Benzolkern) zu entwickeln. Die darauffolgende Entdeckung von Anilin, einem Benzolderivat, ermöglichte die industrielle Entwicklung synthetischer Farbstoffe, die schon früh unter dem Namen Teerfarben zusammengefasst wurden.

Anilin ist eine farblose, ölige Flüssigkeit, die unangenehm riecht und leicht entflammbar ist. Bei Kontakt mit Luft oxidiert sie langsam und bildet ein rötlich-braunes Harz. Weil sich Stoffe mit hoher Sättigung damit färben ließen, erachtete man sie ursprünglich von gewissem wirtschaftlichem Nutzen. Erst die zufällige Entdeckung von Mauveine im Jahr 1856 bei der Manipulation von Anilin führte zur Entwicklung Hunderter weiterer Farbstoffe. Bereits in den 1870er-Jahren sprach man von »Anilinfarben« oder »Anilinfarbstoffen« und meinte damit synthetische Farbstoffe und flüssige Tinten, die aus Benzen gewonnen wurden.

Diese Innovation war sowohl wissenschaftlich als auch finanziell ein bedeutender Erfolg. Die Geschichte der Badischen Anilin- und Sodafabrik (BASF) begann 1865 mit etwa 30 Mitarbeitern, die Anilin, Soda und andere aus Teer gewonnene Farbstoffe herstellten. Es war die Geburtsstunde der deutschen chemischen Industrie – bis heute eine der mächtigsten der Welt. BASF erkannte schnell, dass Benzolderivate nicht nur für Färbereien von Interesse waren. Auch zahlreiche Arzneimittel ließen sich daraus synthetisieren, angefangen bei Paracetamol (einem Anilinderivat) bis hin zu Pestiziden und Sprengstoffen.

Eines hatten die ersten Medikamente, Pestizide und Sprengstoffe gemeinsam: der leicht herzustellende aromatische Benzolring.

Ein blaues Pigment als Ersatz für Indigo

Methylenblau ist das älteste synthetisch hergestellte Arzneimittel, das sogar noch vor Aspirin entwickelt wurde. Der deutsche Chemiker Heinrich Caro stellte es erstmalig 1876 her, als er zusammen mit Adolf von Baeyer, dem Nobelpreisträger für Chemie 1905, an der Entwicklung von blauen Pigmenten bei der Firma BASF arbeitete. Die Farbe Blau findet sich in der Natur sehr selten und lässt sich nur schwer künstlich erzeugen.

Methylenblau ist die älteste synthetisch hergestellte Verbindung.

Das Ziel von Caro und Baeyer war es, einen patentierbaren Ersatz für Indigo zu finden, das einzige blaue Pigment, das den Färbereien zur Verfügung stand und das durch Fermentation und Hydrolyse aus der exotischen Pflanze, dem Indigo-Baum, gewonnen wurde. Indigo war lange Jahre eine wichtige Einnahmequelle für England, das zum damaligen Zeitpunkt Indien kontrollierte und demzufolge ein Monopol auf Indigo hatte. Zunächst knüpfte Caro an die Arbeiten des Chemikers Charles Lauth an, der durch die Oxidation von Methylanilin einen violetten Farbstoff synthetisiert hatte. Leider ohne großen Erfolg. 1876 gelang es Caro jedoch, Methylenblau in großen Mengen herzustellen und meldete 1877 ein entsprechendes Patent in Deutschland sowie 1878 in den USA an.

Methylenblau ist ein einfaches Molekül. Die Fusion von zwei Benzolringen mit einem Stickstoffatom und einem Schwefelatom führt zu einer trizyklischen aromatischen Verbindung. Caro nannte es »Methylenblau« in Analogie zu anderen Farbstoffen der damaligen Zeit wie »Preußischblau«. Dieser Farbstoff hatte jedoch weder mit der griechischen Insel Mytilini noch mit dem Methylmolekül zu tun. Inzwischen wissen wir, dass es sich dabei um Methylthioniniumchlorid, ein Phenothiazinderivat, handelt.

In der heutigen Zeit wird Methylenblau immer noch in der Tinte von Kugelschreibern verwendet. Wenn man es ansäuert, wird es in eine fast farblose Form umgewandelt, d. h. es wird durchsichtig: Auf diesem Prinzip beruht die Wirkung von Tintenlöschstiften, den sogenannten Tintenkillern. Aufgrund dieser Instabilität konnte sich das Pigment schließlich nicht als industrieller Textilfarbstoff durchsetzen (1880 entwickelte BASF synthetisches Indigo, das im Färbereiwesen großen Erfolg hatte). Methylenblau wird jedoch noch heute in der Lebensmittelindustrie oder in Scherzartikeln verwendet: Nach seiner Einnahme färbt sich nämlich der Urin intensiv blau.

Gleichzeitig wollte sich BASF breiter aufstellen und interessierte sich für die aufstrebende Pharmaindustrie. Das Unternehmen testete daraufhin Methylenblau im medizinischen Bereich. Übrigens finden sich in der französischen Nationalbibliothek fast 100 Werke aus dem 19. und frühen 20. Jahrhundert, in denen Ärzte über ihren Einsatz von Methylenblau zur Behandlung einer Vielzahl von Krankheiten berichten.

Unverzichtbar für die Verwertung: das Patent

1932 synthetisierte das Unternehmen Bayer, das damals zum deutschen Chemieriesen IG Farben gehörte, weitere Farbstoffe, darunter Prontosil, ebenfalls ein Benzolderivat, das eine weinrote Farbe erzeugt. Bei Mäusen wirkte Prontosil bei der Behandlung von bakteriellen Infektionen. Es wurden also positive klinische Ergebnisse verzeichnet, ohne dass die medizinische Fachwelt davon Kenntnis nahm. Denn zur

Verhinderung von Infektionen hatten sich inzwischen Impfungen als Mittel der Wahl durchgesetzt.

Doch dann erkrankte 1936 Franklin Delano Roosevelt Jr., einer der Söhne des US-Präsidenten, an einer schweren HNO-Infektion, bei der die Ärzte davon ausgingen, dass er schon bald sterben würde. Ein Harvard-Professor, der mit der wissenschaftlichen Literatur zu diesem Thema vertraut war, verabreichte dem jungen Mann als letzten Ausweg Prontosil und rettete ihm damit das Leben.

Das französische Unternehmen Rhône-Poulenc versuchte, das Patent von Bayer zu umgehen, denn es hatte herausgefunden, dass es sich bei Prontosil um ein sogenanntes »Prodrug« handelte, d.h. um eine inaktive oder weniger aktive Vorstufe eines Arzneistoffes, die erst im Körper durch Stoffwechselvorgänge in eine aktive Wirksubstanz überführt wird. Der Wirkstoff in Prontosil ist ein Sulfonamid.

Sulfonamide sind genauso wirksam wie Prontosil, aber leichter herzustellen. Vor allem aber können sie nicht patentiert werden, da sie schon längst synthetisiert wurden. Die Chemieindustrie kannte inzwischen die Marktmechanismen und versuchte, neue Medikamente zu entwickeln, indem sie Sulfonamid chemisch an andere Moleküle band. So entstanden Hunderte von Sulfonamiden der zweiten Generation, die patentierbar waren und sich dann ohne Angst vor den Wettbewerbern verkaufen ließen. Mit dem Antibiotikum Prontosil konnte Bayer zwar nicht die erwarteten Gewinne erwirtschaften, sodass es schon bald von neuen Sulfonamiden und ab Ende der 1940er-Jahre von Penicillin und anderen Breitbandantibiotika verdrängt wurde, doch blieb es letztendlich bis in die 1960er-Jahre auf dem Markt.

1937 starben über 100 Menschen, nachdem sie den von der US-amerikanischen Firma S. E. Massengill Company in Tennessee hergestellten Erkältungssaft »Elixir Sulfanilamide« eingenommen hatten, die sogenannte Sulfanilamid-Katastrophe. Bei dem Arzneimittel handelte es sich um eine Kombination aus Sulfonamiden und Diethylenglykol, einem giftigen Lösungsmittel, das heute häufig als Frostschutzmittel verwendet wird. Nach der damaligen Gesetzgebung konnte der Hersteller verklagt werden, weil er das Produkt als »Elixier« vermarktet hatte, welches eine Lösung in Ethanol voraussetzte. Dies war jedoch nicht der Fall. Infolge der tragischen Katastrophe verabschiedete der US-Kongress 1938 den Federal Food, Drug and Cosmetic Act, laut dem – erstmalig – Nachweise erbracht werden mussten, dass ein Medikament nicht gesundheitsschädlich ist, bevor es auf den Markt gebracht werden durfte. Es kam zur Gründung der US-amerikanischen Lebensmittelüberwachungs- und Arzneimittelbehörde FDA (Food and Drug Administration) und damit zur staatlichen Kontrolle von Medikamenten und deren Vermarktung.

Der Durchbruch der Biotechnologie und das Streben nach Profit

Bis in die 1980er-Jahre entdeckte die Industrie regelmäßig neue Moleküle. Sie konnte sich diese einfachen Moleküle patentieren lassen und die klinischen Studien fortsetzen, um ihre Gewinnmargen zu steigern. Die Anzahl einfacher Moleküle ist jedoch begrenzt. Um weiter wachsen zu können, mussten immer komplexere Medikamente entwickelt werden. Komplexere Moleküle bedeuten ein größeres Risiko für Nebenwirkungen, denn sie müssen erst im Körper in eine Vielzahl von Stoffwechselprodukten zerlegt werden, von denen jedes auf seine Weise wirkt.

Die Pharmaindustrie beschloss also, erhebliche Ressourcen für die Entwicklung neuer Kategorien von komplexen Molekülen bereitzustellen. In den 1990er-Jahren kam es zum Boom der Biotechnologie.

Eine neue Gruppe von Arzneimitteln erschien auf der Bildfläche. Es setzte sich damit eine fundamental andere Vorstellung von der Pharmaindustrie durch.

Behandlungen wurden immer schwieriger umzusetzen und zielten nur noch auf spezifische Wirkmechanismen ab. Die Herstellung dieser neuen Mittel war zwar viel kostspieliger geworden, dafür warfen sie aber auch enorme Gewinne ab.

Medikamente müssen sowohl wirksam als auch einigermaßen sicher sein. Die Pharmaindustrie interessiert aber in erster Linie eine schnelle Kapitalrendite.

Ein verlangsamtes Krebswachstum bedeutet nicht automatisch ein längeres Leben.

Bei Krebsbehandlungen muss die Pharmaindustrie keine Verlängerung der Überlebenszeit nachweisen, sondern lediglich ein verzögertes Auftreten von Metastasen in Aussicht stellen. Dennoch ist eine Verlangsamung des Krebswachstums nicht zwangsläufig gleichbedeutend mit einer Verbesserung der Überlebensrate. Wird nämlich der Krebs erst einmal resistent gegen die Behandlung, entwickelt er sich viel schneller. Der Nutzen für den Patienten ist häufig gleich null. Ebenso wurde die Auflage der Durchführung mehrfacher Sicherheitsanalysen weitgehend limitiert.

Früher beschäftigte die Pharmaindustrie die besten Chemiker und Biologen, um ihre Medikamente zu entwickeln.

Inzwischen werden massiv Computer zur In-silico-Toxizitätsprofilerstellung von Molekülen und ihrer chemischen und biologischen Eigenschaften eingesetzt. Und das bedeutet geringere Entwicklungskosten zugunsten höherer Profite. Ein weiterer wichtiger Trend ist die Zusammenarbeit mit Meinungsführern aus der Fachwelt. So gelingt es nämlich der Pharmaindustrie, Gesundheitsbehörden und einflussreiche medizinische Fachzeitschriften mithilfe von Geldflüssen zu unterwandern.

Die Vorteile von Methylenblau in der Medizin

Methylenblau ist aus den Arzneibüchern nie ganz verschwunden. Auch heute noch wird es in jedem Rettungsfahrzeug mitgeführt: Im Falle einer Zyanidvergiftung, die für die Zellatmung extrem toxisch ist, injizieren Notärzte Methylenblau in den Blutkreislauf. Auch bei anderen akuten Erkrankungen wie einer Methämoglobinämie (schwere Blutkrankheit, die durch eine chemische oder medikamentös verursachte Vergiftung ausgelöst wird und zu einer Störung des Sauerstofftransportes führt) oder einem septischen Schock (Verbreitung von Toxinen im Blut durch einen Keim) wird Methylenblau injiziert – Studien zufolge mit einer Verbesserung der Überlebensrate. Für die intravenöse Verabreichung liegt eine Arzneimittelzulassung vor. Das in Marseille ansässige, von ehemaligen Sanofi-Mitarbeitern gegründete Unternehmen Provepharm besitzt übrigens mehrere Zulassungen für intravenös zu verabreichendes Methylenblau zu Reanimationszwecken.

Außerdem wird Methylenblau häufig in der Chirurgie verwendet, um die Dichtigkeit einer Naht oder die Durchlässigkeit von Eileitern zu testen.

Vor allem aber wurde dieses Molekül als Grundlage für zahlreiche Medikamente genutzt, die zwischen 1930 und 1960 synthetisiert wurden, darunter Sulfonamid-Antibiotika, Antidiabetika, Diuretika, Chloroquin, Chlorpromazin und Antidepressiva der ersten Generation. Beim Einsatz bei verschiedenen Krankheitsbildern bewährte es sich sehr schnell. Die größten Vorteile wurden vor allem in vier Bereichen beobachtet: Infektionskrankheiten, Psychiatrie, Hirnerkrankungen und Krebs.

Ein wirksames Medikament gegen Infektionen

Paul Ehrlich, Medizin-Nobelpreisträger des Jahres 1908, war der erste, der Methylenblau zum Färben von Gewebeschnitten nutzte. Bis dahin gab es keine Farbstoffe, mit denen sich Zellen, insbesondere Entzündungszellen wie Lymphozyten, sichtbar machen ließen. Vor allem aber schont die Färbung mit Methylenblau biologische Mechanismen, da sie die Mikroorganismen durchdringt, ohne sie zu zerstören oder ihre Eigenschaften zu verändern.[1]

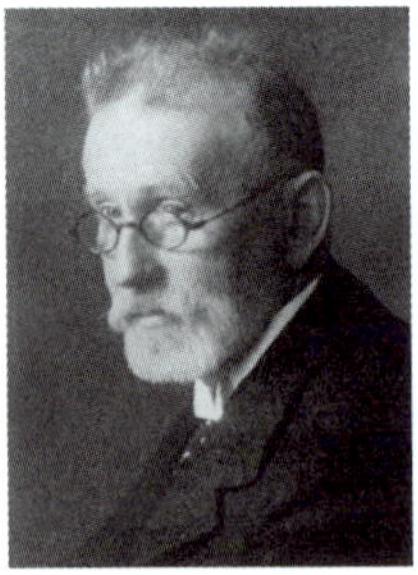

Paul Ehrlich (1854–1915), Nobelpreis für Medizin 1908.

Nach seiner Rückkehr 1891 aus Ägypten, wo er die verheerenden Folgen von Malaria miterleben musste, begann Ehrlich, die Stämme von *Plasmodium falciparum*, dem Parasiten, der die Krankheit verursacht, einzufärben. Er stellte fest, dass Methylenblau diesen Parasiten nicht nur einfärbt, sondern auch beseitigt. Es gelang ihm, mit Methylenblau zwei Malariapatienten zu heilen.

In alten Büchern wurde bereits über die Wirkung von Methylenblau bei der Behandlung von Infektionskrankheiten berichtet. Vor dem Ersten Weltkrieg stellten Infektionskrankheiten Ärzte vor große Herausforderungen, weil es kaum Medikamente gab. Dazu schrieb 1894 der brasilianische Infektiologe Miguel Couto Folgendes:

»Methylenblau und sein Einsatz bei der Behandlung von Malaria – von den einen hochgelobt, von den anderen verleugnet und totgeschwiegen – nimmt unter den Chinin-Ersatzstoffen nur einen unbeachteten zweiten Platz ein. Wir haben 1893 die ersten Versuche mit Methylenblau durchgeführt und seitdem wurde uns wiederholt der medizinische Wert dieses Medikaments vor Augen geführt.
Einmal kam es zu einem Ausbruch einer großen Malariaepidemie auf einer Insel in der Bucht von Rio de Janeiro.

Überall war die Bevölkerung davon betroffen, und es gab immer mehr neue Fälle und Todesfälle – trotz einer massiven Anwendung von Chinin. Plötzlich kamen wir auf die Idee, einem dieser Kranken Methylenblau zu verabreichen. Das Ergebnis war so überwältigend, dass sich die Nachricht von einem sogenannten blauen Wundermittel schnell verbreitete.
Wir könnten viele ähnliche Fälle von Betroffenen anführen, die aus dem Amazonasgebiet mit hartnäckiger Malaria zurückkehrten und trotz der Anwendung von Chinin und der Entfernung zum Infektionsherd letztlich nur mit Methylenblau geheilt werden konnten. Wir möchten jedoch auf eintönige Wiederholungen an dieser Stelle verzichten.
In unserer Misericordia-Klinik kommen keine anderen Medikamente gegen Malaria zum Einsatz. Wir wenden es mit einer durchschnittlichen Dosis von 0,5 g/Tag an und reduzieren die Dosis ab dem zehnten fieberfreien Tag.
Erst kürzlich konnten wir drei kritische Fälle erfolgreich behandeln – zwei davon im Koma und einen mit Krampfanfällen. Unter ausschließlicher intravenöser Verabreichung von Methylenblau, dreimal täglich, und Verzicht auf jegliche andere Medikation verschwanden die Krankheitssymptome unserer Patienten, sodass sie das Krankenhaus vollständig geheilt verlassen konnten.

Daher verdient Methylenblau es zu Recht, in der Malariatherapie auf derselben Stufe wie Chinin als effektiver Wirkstoff eingestuft zu werden.«[2]

Ehrlich gilt als Vater der Chemotherapie im Sinne einer Behandlung von Kranken mit chemischen Substanzen. Er träumte von Molekülen, mit denen sich Krankheiten behandeln ließen. Damals ein revolutionärer Gedanke, weil es derartige Medikamente noch nicht gab.

Methylenblau wurde erfolgreich gegen Tuberkulose, Lepra und Malaria eingesetzt. Dabei basierte die Dosierung weitgehend auf Erfahrungswerten: Im Fall der Anwendung bei Lepra galt beispielsweise das Kriterium, dass die Haut nicht blau werden durfte.

Während des Zweiten Weltkriegs setzte die im Pazifik operierende US-Armee Methylenblau zur Vorbeugung oder Behandlung von Malaria ein. 1943 erklärte der US-General Douglas MacArthur: »Wir sind eine Kampftruppe. Es kann nicht angehen, dass ein Drittel mit Malaria im Krankenhaus liegt und ein weiteres Drittel noch in der Rekonvaleszenzphase ist.« Da ihnen Methylenblau in hohen Dosen verabreicht wurde, klagten die Soldaten über blauen Urin. Auch ihre Bindehaut färbte sich blau.

Methylenblau ist nach wie vor ein anerkanntes Mittel zur Behandlung von Malaria, wird aber mittlerweile in niedrigeren Dosen eingesetzt (300 mg bis 1000 mg/Tag bei Erwachsenen[3]). Aufgrund seiner Wirksamkeit stuft die Weltgesundheitsorganisation Methylenblau auch heute noch als wirksames Medikament zur Bekämpfung von Malaria ein.[4] Moderne klinische Studien bestätigen seine Wirksamkeit – allein oder in Kombination mit anderen Antimalariamitteln.

Methylenblau hilft jedoch nicht nur bei Malaria, sondern auch bei anderen Krankheitsbildern. Unsere Großeltern verwendeten es in verdünnter Form zur Behandlung von Aphten und Halsentzündungen. Heutzutage wird das Molekül zur Behandlung von Herpes[5] und Covid-19 eingesetzt: Da es sich bei Methylenblau um die Vorstufe von Chloroquin handelt, verringert es logischerweise die Virulenz dieser Viren.[6]

Methylenblau in der Psychiatrie

Psychiatrische Störungen sind heterogene, komplexe und bleibende Krankheitsbilder, die eine Beeinträchtigung der sozialen Fähigkeiten und der kognitiven Funktionen mit sich bringen. Über ihre Ursachen ist nur wenig bekannt. Viele Fälle lassen sich auf Wechselwirkungen zwischen Genom und Umweltfaktoren wie Infektionen, (physische und psychische) Traumata, Umweltverschmutzung und Lebensstil zurückführen.

Schätzungsweise nur ein Drittel der Patienten spricht auf Psychopharmaka an, während ein Drittel Restsymptome zeigt und das letzte Drittel gegen die Behandlungen, selbst wenn sie gut durchgeführt werden, resistent ist.

Bevor ich den Nutzen der metabolischen Therapie in der Psychiatrie analysiere, müssen wir uns dem Wesen dieser Krankheiten widmen. Für einen Teil der Fachwelt sind die Symptome Ausdruck eines psychischen Konflikts (Freud'sche Hypothese), während ein anderer Teil die Krankheit auf ein Ungleichgewicht der Neurotransmitter zurückführt, das nur korrigiert werden müsse, damit es der betroffenen Person besser gehe.

Bereits 1911 stellte der berühmte Schweizer Psychiater Eugen Bleuler (1857–1939) die These auf, dass es sich bei bestimmten psychischen Störungen wie Schizophrenie um Gefäßerkrankungen handelt. Derartige Gefäßschäden können durch ein Trauma, eine Infektion oder sogar durch Stress verursacht worden sein. Eines ist jedoch sicher: Psychische Erkrankungen haben wie alle Krankheiten einen organischen Ursprung.

Ein neuerer Ansatz geht davon aus, dass psychische Störungen als Folge einer Entzündung im Gehirn auftreten, die zu einer mitochondrialen Dysfunktion führt. Mit dem Aufkommen bildgebender Verfahren konnten organische Schädigungen des Gehirns bei Krankheitsbildern wie Schizophrenie, Depression oder manisch-depressiver Psychose beobachtet werden. Das Gehirn dieser Patienten weist nämlich Spuren von Entzündungen auf, die durch ein Trauma, eine Infektion oder sogar durch Stress verursacht worden sein können. Das Hirngewebe wird von Entzündungszellen durchsetzt, es kommt zum Absterben bestimmter Nervenzellen und gleichzeitiger Vermehrung von Gliazellen (Zellen, die Nervenzellen stützen, schützen und ernähren). Diese Entzündung ist die Folge von Schädigungen der Hirngefäße. Dadurch werden die Blutgefäße durchlässig und die normalerweise in ihnen eingeschlossenen Proteine wandern zu den Gehirnzellen und verursachen einen Anstieg des osmotischen Drucks. Die Nervenzellen reagieren aufgrund ihrer langen Axone (Fortsätze) empfindlicher darauf und sterben ab, während die runderen Gliazellen diesen Zustrom an Nahrung nutzen, um sich zu vermehren. Dieser Proteinzustrom hat aber noch eine weitere Folge: Er hemmt die Mitochondrien. Wenn die Mitochondrien aber nicht ordentlich arbeiten, steigt der Milchsäurespiegel. Jedes Mal, wenn wir bei einer psychischen Erkrankung den Milchsäurespiegel bestimmen, müssen wir feststellen, dass er erhöht ist, was auf eine schlechte Verdauung von Zucker und eine Beeinträchtigung der Mitochondrien hinweist.

Nehmen wir beispielsweise eine Panikattacke. Wir alle wissen, dass schnelles Atmen eine Panikattacke auslösen kann, weil der Sauerstoff nicht genug Zeit hat, bis in die Lungenbläschen zu gelangen. Bereits 1956 haben amerikanische Forscher den Milchsäurespiegel bei Panikattacken gemessen und festgestellt, dass er erhöht war.[7] 1967 legte eine andere Studie nahe, dass durch einen Anstieg des Laktatspiegels im Blut und in den Körperflüssigkeiten Angstsymptome verursacht werden.[8] Inzwischen wurde an Ratten nachgewiesen, dass eine Laktatinfusion Angstzustände auslöst.[9] Die Amygdala im Gehirn erkennt direkt eine laktatbedingte Azidose, einen Anstieg des CO_2-Gehalts, und löst eine Angstreaktion aus.

Abbildung 1: Entzündungen sind krebserregend.

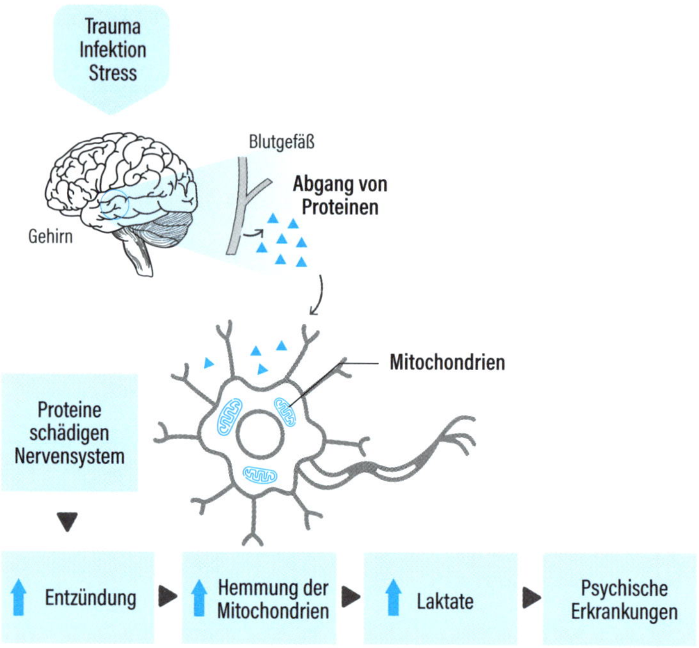

Die Wirksamkeit angstlösender Medikamente zur Verringerung von Angstsymptomen lässt sich durch ihre Wirkung auf den Laktatspiegel erklären. Diazepam (ein Generikum von Valium®) stimuliert die mitochondriale Atmungskette und senkt die Laktatkonzentration. Ebenso verbessern Antidepressiva mit angstlösender Wirkung die Aktivität der Mitochondrien und senken den Laktatspiegel.

Die folgende Tabelle zeigt, dass psychische Erkrankungen organische Ursachen haben. Bei jeder dieser klinisch unterschiedlichen Erkrankungen zeigt die Untersuchung des Gehirns bei einer Autopsie eine Gefäßverletzung, eine Entzündung und eine Schädigung der Mitochondrien. Ein hoher Milchsäurespiegel weist zudem auf eine mitochondriale Erkrankung hin.

Krankheit	Gefäß-verletzung	Entzündung	Mitochondriale Dysfunktion	Milchsäure
Schizophrenie	Vorhanden	Vorhanden	Vorhanden	Vorhanden
Bipolare Störung	Vorhanden	Vorhanden	Vorhanden	Vorhanden
Autismus	Vorhanden	Vorhanden	Vorhanden	Vorhanden
Depression	Vorhanden	Vorhanden	Vorhanden	Vorhanden
Anorexie	Vorhanden	Vorhanden	Vorhanden	Nicht bestimmt
Angstzustände	Vorhanden	Vorhanden	Vorhanden	Vorhanden

Entzündungen sind der Nährboden für psychische Erkrankungen, genauso wie sie den Nährboden für Krebs bilden – aber darauf kommen wir später noch einmal zurück. In beiden Fällen kommt es zu einer mitochondrialen Dysfunktion und zum Ausscheiden von Milchsäure: Allgemein bezeichnet man dies als Warburg-Effekt, auf den ich noch näher eingehen werde.

Methylenblau wird nicht erst seit gestern in der Psychiatrie eingesetzt. Als der italienische Arzt Pietro Bodoni die Arbeiten Ehrlichs – die zeigten, dass sich Methylenblau an Nervenzellen bindet – gelesen hatte, testete er bereits 1899 an psychotischen Patienten intramuskuläre Injektionen und stellte dabei deren sedierende Wirkung fest.[10] Sainsbury, ein englischsprachiger Wissenschaftler, bestätigte die hypnotische Wirkung von Methylenblau, merkte jedoch an, dass die Patienten blau urinierten und es zu entsprechenden Flecken in ihrer Kleidung kam.[11] Seine Arbeit wurde jedoch nicht weiterverfolgt, da gerade andere, wirksamere Medikamente entdeckt wurden: die Barbiturate.

1938 wurde Patienten mit früh einsetzender Demenz Methylenblau verabreicht – allem Anschein nach mit Erfolg. Diese Arbeiten fanden jedoch wenig Beachtung, da andere Behandlungsmethoden wie Elektroschocks und Barbiturate entwickelt worden waren. In jüngerer Vergangenheit (1970er-Jahre) konnten Forschende nachweisen, dass Methylenblau bei bipolaren Störungen (manisch-depressiven Psychosen) wirkt.[12]

Psychiater arbeiten weiterhin mit Methylenblau, in klinischen Studien wurde seine Wirksamkeit bei Depressionen[13], Angststörungen, Gedächtnisverlust, bipolaren Störungen und Schizophrenie[14] nachgewiesen. Es soll auch in der Lage sein, die Folgen von Traumata oder posttraumatischen Belastungsstörungen (PTBS) zu lindern.[15]

In zahlreichen klinischen Studien wurde der Wirkungsgrad von Methylenblau bei psychischen Erkrankungen untersucht. Die Ergebnisse waren immer positiv. Liponsäure, ein weiteres Molekül, auf das wir in Kapitel 4 noch zurückkommen werden und das wir im Rahmen der metabolischen Therapie bei Krebs zusammen mit Methylenblau einsetzen, minimiert ebenfalls die durch Entzündungen verursachte mitochondriale Dysfunktion. Trotz dieser Ergebnisse kommen jedoch weder Methylenblau noch Liponsäure routinemäßig in Krankenhäusern zum Einsatz.

Psychische Krankheit	Methylenblau	Liponsäure
Depression	Rückblickend: positiv	Rückblickend: positiv
Schizophrenie	Randomisierte Studie: positiv	Randomisierte Studie: positiv
Bipolare Störung	Randomisierte Studie: positiv	Tierversuch: positiv
Angstzustände	Randomisierte Studie: positiv	Tierversuch: positiv

Hoffnung für Hirnerkrankungen

Methylenblau wurde auch zur Behandlung von Alzheimer empfohlen. Da 50 % der Glukose und 20 % des Sauerstoffs, die dem Körper zugeführt werden, vom Gehirn verbraucht werden, ist die Zellatmung für die Hirngesundheit von entscheidender Bedeutung. Aber auch hier bilden Entzündungen den Nährboden für Krankheiten. Wenn die Mitochondrien schlecht arbeiten, gelangt nicht genug Sauerstoff in die Nervenzellen. Bei Mäusen mit Alzheimer hat sich Methylenblau als sehr effektiv erwiesen: Es verringert Entzündungen im Gehirn sowie Ablagerungen von Tau-Proteinen und Amyloid.[16]

Erfolge in der Tierwelt lassen sich jedoch nicht mal eben auf den Menschen übertragen, zumal Mäuse einen viel schnelleren Stoffwechsel haben und ihr Herz 500- bis 600-mal pro Minute schlägt. Mäuse müssen ständig fressen, sonst sterben sie innerhalb von zwei Tagen. Im Laufe der Zeit wurden Tabellen erstellt, um die wirksamen Dosen bei Mäusen für klinische Studien in humane Dosen umzurechnen, aber all dies ist immer noch sehr ungenau und unzuverlässig. Außerdem sind die klinischen Daten widersprüchlich, was möglicherweise auf unterschiedliche Dosierungen zurückzuführen ist. In einer randomisierten Studie gelang es, durch die Verabreichung von Methylenblau die Gedächtnisleistung zu verbessern, in der MRT war eine verbesserte Durchblutung der Amygdala sichtbar, dem Zentrum der Alzheimer-Erkrankung.[17]

In einer anderen nicht randomisierten Studie wurde 321 Patienten Methylenblau in einer Dosis von 180 mg injiziert. Anschließend zeigten sie in neuropsychologischen Tests eine Verbesserung ihrer kognitiven Funktionen.[18] Diese Ergebnisse werden aber wahrscheinlich nicht durch eine größere randomisierte Studie bestätigt, denn Forschung kostet Geld und die Pharmakonzerne sind an schnellem Geld interessiert. Da Methylenblau nicht mehr durch ein Patent geschützt ist, kann die Formel leicht kopiert werden. Es gab Forschende, die ein farbloses Derivat von Methylenblau verwendeten, sogenanntes Leuko-Methylenblau, und auf Nummer sicher gingen, indem sie die Dosen auf das Äquivalent von 75 mg Methylenblau verringerten. Die Patienten der Kontrollgruppe erhielten ein blau gefärbtes Placebo mit 5 mg, um ihren Urin zu färben. Das Ergebnis der Studie war negativ, da es keinen signifikanten Unterschied zwischen den beiden Gruppen gab.[19]

Ich persönlich halte es für wahrscheinlich, dass Methylenblau bei Alzheimer wirken kann, wenn die Erkrankung noch nicht zu weit fortgeschritten ist (einmal abgestorbene Gehirnzellen sind unwiederbringlich verloren). Allerdings muss es in hohen Dosen verabreicht werden, um anzuschlagen.

Im Falle von Parkinson liegen keine klinischen Daten beim Menschen vor. Methylenblau scheint jedoch im Tierversuch seine Wirksamkeit bewiesen zu haben.[20]

Unabhängig davon, ob es sich nun um psychische Erkrankungen, Alzheimer oder Parkinson handelt, auf physischer Ebene ist die Abfolge immer gleich: zuerst Gefäßschäden, dann Entzündungen und schließlich eine mitochondriale Dysfunktion. Zahlreiche unterschiedliche Veröffentlichungen, sowohl neueren als auch älteren Datums, sind sich hinsichtlich der Wirksamkeit von Methylenblau einig.

Zu forschen bedeutet, nach innovativen Lösungen zu suchen. Aber Forschung zu betreiben bedeutet auch, sich wie ein Archäologe auf die Suche nach Publikationen aus vergangenen Tagen zu machen. Der Großteil der Forschungsarbeit an Methylenblau wurde vor über 100 Jahren geleistet. Sowohl in der Onkologie als auch in der Psychiatrie gibt es zahlreiche Veröffentlichungen, die dies belegen.

Schon lange wirksam in der Onkologie

In der US-amerikanischen medizinischen Fachzeitschrift *Journal of the American Medical Association (JAMA)* 1906 beschrieb Abraham Jacob, ein in die USA ausgewanderter deutscher Professor für Kinderheilkunde, mehrere Fälle von aggressivem Krebs, die mit Methylenblau in einer Dosis von bis zu 400 mg pro Tag behandelt worden waren. Bei ihnen hatte sich der Tumor zurückgebildet, ohne dass es aber zu einer Heilung gekommen war. Als einzige nennenswerte Nebenwirkung wurde eine Blasenreizung (Dysurie) genannt, die mit Atropin gemildert wurde. Alle seine Patienten hatten Krebs im fortgeschrittenen Stadium – was damals die Regel war, da Röntgenuntersuchungen nur sehr selten durchgeführt wurden. Die Diagnose war also rein klinisch und wurde nicht, wie heute üblich, durch eine Biopsie bestätigt. Außerdem wurden damals meist nur oberflächliche Läsionen operiert. Jacobi behandelte hauptsächlich Krebserkrankungen der Leber, des Peritoneums (Bauchfell), der Gallenblase sowie der Eierstöcke, deren ungünstige Prognose uns heute allen bekannt ist.

Jacobi berichtete insbesondere von einem Fall von Eierstockkrebs, der sich bis in das Peritoneum ausgebreitet hatte. Er behandelte diese Patientin mit Methylenblau. Ihr ging es daraufhin besser. Sie nahm wieder zu und konnte sich um ihre Familie kümmern. Sie starb erst mehrere Jahre später. Bei der Autopsie fand Jacobi einen Tumor von der Größe einer Walnuss. Er kam zu dem Schluss, dass er seine Patientin zwar nicht geheilt hat, aber ermöglicht hat, wieder zuzunehmen und ein normales Leben zu führen.[21] Im gleichen Artikel erwähnte Jacobi das Zeugnis eines gewissen Dr. H. R. Slack aus der Stadt LaGrange (Georgia, USA), der einen Patienten mit inoperablem Zungenkrebs mit subkutan verabreichtem Methylenblau behandelt hatte. Der eiergroße Tumor schrumpfte daraufhin und blieb stabil. Der Patient überlebte drei Jahre lang ohne Symptome. Jacobi berichtet auch von einer Frau mit Gebärmutterkrebs, der Metastasen bis in die Vagina gebildet hatte. Nach ihrer Behandlung mit Methylenblau lebte sie noch weitere sieben Jahre.

Abraham Jacobi, der Wegbereiter der US-amerikanischen Pädiatrie

Abraham Jacobi war ein Rebell: Er kämpfte in seiner Heimat Deutschland während der Märzrevolution von 1848 gegen die bürgerliche Ordnung und musste 1853 nach zwei Jahren

Gefängnis aus seinem Land fliehen. Daraufhin ließ er sich als Kinderarzt in New York nieder. Aus dem Rebellen von einst wurde ein angesehener Bürger.

1861 wurde er zum Professor am New York Medical College ernannt, wo er Pädiatrie lehrte. Von 1867 bis 1870 hatte er einen Lehrstuhl an der medizinischen Fakultät der New York University inne und wechselte dann von 1870 bis 1892 an die Columbia University. Von 1885 bis 1889 war er außerdem Vorsitzender der New Yorker Akademie für Medizin. Er praktizierte noch bis 1902 als Arzt.

1894 lud ihn die Universität Berlin ein, Vorlesungen über Pädiatrie zu halten, aber er weigerte sich, nach Deutschland zurückzukehren.

Jacobi war einer der Gründer des *The American Journal of Obstetrics and Diseases of Women and Children*, der ersten US-amerikanischen Fachzeitschrift für Geburtshilfe, Gynäkologie und Pädiatrie (1868).

Vor allem aber gilt er als Vater der US-amerikanischen Kinderheilkunde, denn ihm ist es zu verdanken, dass in New York 1860 das erste Kinderkrankenhaus der USA gegründet wurde.

Jacobi erfand nie irgendetwas, sondern bestätigte nur ältere Forschungsergebnisse. Der Wiener Arzt Albert von Mosetig-Moorhof berichtete beispielsweise über 120 Fälle inoperablen Krebses, deren Entwicklung durch hohe Dosen von Methylenblau (200 mg / Tag) – manchmal in Kombination mit Injektionen in das Innere des Tumors – verlangsamt wurde. Auch wenn es sich dabei nicht um randomisierte Doppelblindstudien handelte, so schien die beobachtete Wirkung doch vielversprechend zu sein.

1893 berichtete Louis Rambaud in seiner medizinischen Dissertation ebenfalls von mehreren Krebsfällen, die mithilfe von Methylenblau gelindert werden konnten.[22] Bedauerlicherweise sind jedoch weder die verabreichten Dosen noch die Dauer der Behandlung dokumentiert.

In einer Ausgabe der französischen Fachzeitschrift *Poitou Medical* von 1904 behauptete ein Arzt namens Dr. Chrétien, dass man Sarkome (seltene bösartige Tumore) mit Methylenblau heilen könnte, diese Behandlungsform aber in Vergessenheit geraten wäre. Der deutschstämmige US-amerikanische Arzt Willy Meyer war der Meinung, dass Krebs in erster Linie operativ behandelt werden sollte. Bei zu weit fortgeschrittenen Tumoren, die sich nicht mehr entfernen ließen, empfahl Meyer die Verwendung von Derivaten des Anilins, dem Farbstoff, aus dem Methylenblau hergestellt wird.[23] Er setzte hauptsächlich blaues Pyoktanin (oder Kristallviolett) ein, dem später toxikologische Eigenschaften nachgewiesen wurden.

Diese verschiedenen Veröffentlichungen entsprechen nicht den heutigen Standards. Für ihre Autoren schien es offensichtlich zu sein, dass die Patienten auf

Methylenblau oder Anilinderivate ansprachen. Über Fälle von Therapieversagen oder Tachyphylaxie (verringertes Ansprechen auf die Behandlung nach einer bestimmten Verabreichungsdauer) wurde nie berichtet.

Zum damaligen Zeitpunkt hatte Krebs noch lange nicht den todbringenden Ruf wie heute, denn zu jener Zeit fürchtete man sich vor allem vor Tuberkulose. Ende des 19. Jahrhunderts gab es keine gesetzlichen Hürden: Ärzte waren gleichzeitig auch Forschende und testeten die Mittel ihrer Wahl auch direkt an Patienten. Die Weitergabe von Informationen erfolgte nur langsam – in Briefen oder auf Kongressen. Die Suche nach Behandlungsmöglichkeiten war absolut legitim. Es gab niemanden, der einfachen Farbstoffen ihre Wirkung absprach.

Methylenblau kann in Kombination mit anderen einfachen Medikamenten die klassischen Krebsbehandlungen wirksam ergänzen.

Nach und nach geriet die Behandlung von Krebserkrankungen mit therapeutischen Farbstoffen jedoch in Vergessenheit und die Forschung folgte diesem Trend, mit der bemerkenswerten Ausnahme eines Artikels in der französischen Zeitschrift *Nature* aus dem Jahr 1957, der über den Erfolg einer intravenösen Verabreichung von

Methylenblau zur Behandlung von metastasiertem Krebs bei Hunden berichtete.[24]
Ab den 1940er-Jahren setzte sich die Chemotherapie im Kampf gegen Krebs durch, befallene Zellen wurden zu Feinden, die es zu vernichten galt.

Dieser Ansatz hat jedoch seine Grenzen. Seit einigen Jahren verfolgen meine Teams und ich die von Otto Warburg aufgestellte These der gestörten Energiegewinnung von Zellen bei Krebs und glauben, mit Methylenblau in Kombination mit anderen einfachen und kostengünstigen Medikamenten einen Weg gefunden zu haben, die Erkrankung zu verlangsamen. Damit lassen sich die klassischen Krebsbehandlungen wirksam ergänzen.

Die chemischen und pharmakologischen Eigenschaften von Methylenblau

Methylenblau gibt es in zwei Formen: farbig und farblos, welches die Bezeichnung »Leuko-Methylenblau« (von griechisch *leucos*, zu deutsch »weiß«) trägt. Fehlt Sauerstoff, verliert Methylenblau seine Farbe. Der Unterschied zwischen diesen beiden Formen hängt mit dem Redoxpotenzial, den Elektronen, zusammen.

Abbildung 2: Methylenblau, ein Oxidationsmittel mit geringer Toxizität.

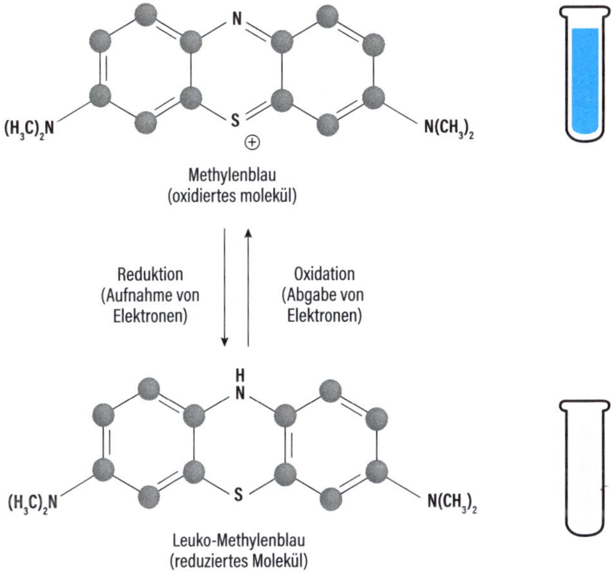

Methylenblau oder Methylthioniniumchlorid ist ein Oxidationsmittel mit geringer Toxizität: ein Elektronenfänger (oder Elektronenakzeptor). In seiner oxidierten Form ist es blau, in seiner reduzierten Form ist es farblos (Leuko-Methylenblau).

Bereits im 19. Jahrhundert hatten Chemiker intuitiv die Existenz von Elektronen gemutmaßt, lange bevor es mithilfe moderner Technologien möglich wurde, sie sichtbar zu machen. Die chemische Reaktion, bei der eine Elektronenübertragung zwischen zwei Stoffen stattfindet, wird als Redoxreaktion bezeichnet: Der oxidierte Stoff gibt Elektronen ab (Oxidation), die von dem anderen Stoff aufgenommen werden (Reduktion).

Diese Reaktion funktioniert aber auch mit anderen Molekülen, nicht nur mit Sauerstoff. Der Farbunterschied zwischen Methylenblau und Leuko-Methylenblau beruht auf dem Vorhandensein oder Fehlen von Elektronen: Diese fehlen in Methylenblau und sind in Leuko-Methylenblau vorhanden.

Methylenblau ist ein Elektronenfänger (ein Oxidationsmittel) und Leuko-Methylenblau ein Elektronenspender (ein Reduktionsmittel[25]). Methylenblau ist also ein Elektronenüberträger, der die Energiebilanz der Mitochondrien verbessert und den Warburg-Effekt (siehe Kapitel 2) sowie die Zellproliferation hemmt. In dem von uns vorgeschlagenen Therapieplan (siehe Kapitel 4) wird es mit Chlordioxid kombiniert, einem weiteren Oxidationsmittel mit geringer Toxizität, das weithin dafür bekannt ist, das Wachstum von Krebszellen *(in vitro und in vivo)* zu hemmen.

Kapitel 2

Ein anderer Ansatz in der Krebstherapie

Krebs wird immer als unbezwingbarer Gegner, als teuflisches Unheil wahrgenommen. Lange Zeit wurde die Behandlung von Krebs als Kampf des Guten gegen das Böse betrachtet. An dieser Stelle muss man einmal in der Geschichte zurückgehen, um zu verstehen, inwieweit dieser Ansatz ideologisch und nicht wissenschaftlich geleitet war.

Krebsforschung: ein existenzieller Kampf

Zu Beginn des 20. Jahrhunderts wurde die Medizin stark von Persönlichkeiten wie Robert Koch und Louis Pasteur geprägt. Es war die Ära, in der Keime entdeckt und Impfstoffe entwickelt wurden. Krebs wurde damals als eine Erkrankung angesehen, die einer Infektion ähnelt, als eine Art bösartige »fünfte Kolonne«. Vor diesem Hintergrund galt die Tumorzelle als pervertierte Zelle, die wie ein Keim die Kranken von innen auffrisst. Und so wie Antibiotika Keime abtöten, sollen Krebsmedikamente Krebszellen abtöten. Und wo lassen sich Medikamente, mit denen der Feind besiegt werden kann, besser finden als auf dem Schlachtfeld?

Die erste Chemotherapie

Die Initialen JD standen in der medizinischen Literatur lange Zeit für den ersten Chemotherapie-Patienten. Er hatte keinen Namen, kein Geburtsdatum und keine Krankenakte. Panos Christakis, Forschender an der Yale University, hat seine Geschichte vor Kurzem wieder ausgegraben. Der 1894 in Polen geborene Mann lebte in Massachusetts (USA) und arbeitete in einer Kugellagerfabrik, bis er im August 1940 im Alter von 46 Jahren erkrankte. Er litt an vergrößerten Mandeln, verbunden mit Schmerzen in der rechten Unterkieferspeicheldrüse (*Glandula submandibularis*). Es entwickelten sich mehrere Knoten; eine Biopsie wurde vorgenommen: Es handelte sich um ein malignes Lymphom – eine seltene, bösartige Form von Krebs. Innerhalb kurzer Zeit nahm das Lymphosarkom die gesamte rechte Seite seines Halses ein, sodass JD kaum noch den Mund öffnen konnte.

Im Februar 1941 wurde er zu einer Strahlentherapie in das Yale Medical Center überwiesen. Er unterzog sich an 16 aufeinanderfolgenden Tagen einer externen Bestrahlung, wodurch der Tumor erheblich schrumpfte und sich die Symptome besserten. Die Besserung war jedoch nur von kurzer Dauer. Im Juni desselben Jahres musste sich JD einer Operation unterziehen, bei der zervikale Lymphknoten entfernt wurden, unterstützt durch eine weitere Strahlentherapie, um die Tumore zu verkleinern. Doch schon Ende des Jahres hatten sich die Tumore weiter ausgebreitet. Im August 1942, zwei Jahre nach Auftreten der ersten Symptome, litt JD an Atemnot, Dysphagie (Beschwerden und Schmerzen beim Schlucken) und Gewichtsverlust. Ein tödlicher Ausgang schien unausweichlich.

Plötzlich kamen die Ärzte auf die Idee, ihn mit Schwefellost, einem anderen Namen für Senfgas, das während des Ersten Weltkriegs auf dem Schlachtfeld eingesetzt wurde, zu behandeln – praktisch seine letzte Überlebenschance. Ein auf chemische Kriegsführung spezialisierter US-amerikanischer Arzt hatte beobachtet, dass bei Senfgas-Opfern schnell teilende Zellstämme selektiv zerstört worden waren, woraus die Idee entstand, diesen Kampfstoff zur Behandlung von Krebs einzusetzen (da sich Krebszellen nun einmal schneller teilen als gesunde Zellen).

Am 27. August 1942 erhielt JD seine erste Dosis Chemotherapie, deren Dosierung (je 0,1 mg/kg) aus den Daten von Versuchen an Kaninchen extrapoliert wurde. Er erhielt zehn Tage lang täglich eine Injektion, wobei sich nach fünf Tagen erste Besserungen feststellen ließen. Nach Abschluss der Chemotherapie wurde bei der Biopsie kein Tumorgewebe mehr gefunden: JD konnte wieder normal essen und seinen Kopf ohne Mühe bewegen. In der darauffolgenden Woche begann jedoch seine Leukozyten- und Thrombozytenzahl zu sinken. JD bekam heftiges Zahnfleischbluten und benötigte Bluttransfusionen. Eine Woche später wurde eine weitere Transfusion durchgeführt, weil JD inzwischen große Mengen Schleim mit Petechien (rote, violette und braune Blutansammlungen aufgrund von durchlässig gewordenen Kapillargefäßen) aushustete. 49 Tage später stellten die behandelnden Ärzte ein erneutes Tumorwachstum fest und beschlossen, die Chemotherapie wieder aufzunehmen. JD starb kurze Zeit später.[26]

Abtöten von Tumorzellen um jeden Preis

Das Grundprinzip hat sich seit den frühen 1940er-Jahren nicht verändert: Tumorzellen müssen um jeden Preis zerstört werden – entweder durch Operation, Strahlentherapie, Chemotherapie oder neuerdings mithilfe der Immuntherapie. Milliarden von Dollar wurden in diesen Kampf investiert.

Die Leitlinie hat sich nicht geändert: Tumorzellen müssen zerstört werden.

Dabei verfolgt die Grundlagenforschung denselben Weg wie die klinische Forschung. Krebszellen sind bösartig und verdienen daher den Tod. Diejenigen unter ihnen, die sich weigern, den eigenen Suizid (Apoptose) zu begehen, müssen zum Wohle des Patienten eliminiert werden.

Es wurden Millionen von Substanzen auf ihre Fähigkeit hin getestet, Krebszellen abzutöten. Es wurden Millionen von Versuchen an Mäusen und Tausende an Menschen durchgeführt. Krebs ist zum Gegenstand zahlreicher Forschungen geworden, bei denen nur in den seltensten Fällen ein Durchbruch gelingt. Eine trügerische Hoffnung folgt der nächsten. Hoffnungen, Hype, Misserfolge. Gestern die personalisierte Krebsmedizin, heute die Immuntherapie oder Präzisionsonkologie. Nur weil eine (oft teure) Behandlung durch komplexe Forschung untermauert wird, bedeutet das noch lange nicht, dass sie auch hilft. Zur Behandlung von Melanomen, aggressivem Hautkrebs, wurde einst die Immuntherapie eingeführt. Dennoch stieg die melanombedingte Sterblichkeit nur weiter an. Die wirksamsten Medikamente stammen aus den 1960er- und 1970er-Jahren. 5-Fluoruracil, ein Eckpfeiler in der Behandlung von Dickdarm- und Enddarmkrebs, wurde 1956 patentiert. Doxorubicin, das täglich zur Behandlung von Brustkrebs eingesetzt wird, wurde 1974 zugelassen. Cisplatin gegen Lungen- und Darmkrebs wurde 1978 zugelassen.

Ähnlich wie die früheren Senfgasderivate sind auch unsere heutigen Zytostatika nicht ganz ungefährlich. Sie zerstören Tumorzellen, aber auch Leukozyten und Thrombozyten. Sie verursachen Übelkeit, Erbrechen und Haarausfall. Bei dem scheinbaren Erfolg der Behandlung, die JD verabreicht wurde, handelte es sich in Wirklichkeit um eine Katastrophe. Dieser vermeintliche Volltreffer hat verhindert, dass Krebs und dessen Behandlung nicht tiefer erforscht werden. Krebs behandeln bedeutete, den Krebs zu zerstören – Alternativen gab es nicht. Heutzutage lassen sich mithilfe von Chemotherapie verschiedene Krebserkrankungen bei Kindern, Morbus Hodgkin und Leukämie heilen, aber bei den meisten Krebsarten bleibt die Chemo nach wie vor wirkungslos. Trotz enormer Anstrengungen erleiden 80 Jahre nach JD fast alle Patienten mit metastasiertem Krebs ein Rezidiv und sterben daran.

Vor 60 Jahren gab es noch keine finanziellen Anreize, in die Krebsbekämpfung zu investieren. Zytostatika verkauften sich damals genauso gut beziehungsweise schlecht wie Abführmittel. Heutzutage sind Krebsmedikamente für die Pharmaindustrie die beste Investition überhaupt, da sich damit am schnellsten Gewinne erzielen lassen. Medikamente gegen Geschwüre, Cholesterin und Bluthochdruck sind inzwischen nicht mehr durch Patente geschützt und generieren damit keine bedeutenden Umsätze mehr. Der Forschung ist es bisher nicht gelungen, das Interesse der Pharmaindustrie an der Behandlung neurodegenerativer Erkrankungen zu wecken. Dementsprechend handelt es sich bei acht der zehn umsatzstärksten Arzneimittel entweder um Krebsmedikamente oder um Mittel zur Behandlung von eng mit Krebs zusammenhängenden Autoimmunerkrankungen. Denn nur mit Mitteln gegen Krebs steigt die Hoffnung auf noch höhere Gewinne.

Eine Chemotherapie ist zwar wirksam, wirkt aber eigentlich nur palliativ. Alle Versuche, Krebs zu heilen, sind bis auf wenige Ausnahmen gescheitert. Seit Ende der 1960er-Jahre wissen wir, dass einige seltene Tumorarten allein durch Chemotherapie geheilt werden können – an diesem Status quo hat sich seitdem nichts mehr geändert. Damals wie heute enden metastasierende Brust-, Lungen- oder Darmkrebserkrankungen tödlich. Und die konventionellen Behandlungen bieten zum gegenwärtigen Zeitpunkt, an dem wir diese Zeilen verfassen, keine langfristige Überlebenschance.

Die Rolle der Genetik bei Krebs

Die Tatsache, dass Krebs gegen Krebsmedikamente resistent ist, wird oft als Beweis für seine »Intelligenz« angesehen. In den 1950er-Jahren fiel die Erfindung und Entwicklung von Computern mit der Entdeckung der DNA und des Erbguts zusammen. Wissenschaftler waren damals versucht, Lebewesen auf einen genetischen Code zu reduzieren, der alle biologischen Phänomene, einschließlich Krankheiten, erklären sollte. Es ist in der Tat so, dass die Farbe von Pigmenten wie die Augenfarbe von bestimmten Genen kodiert wird und bestimmte Krankheiten auf eine Anomalie im Erbgut zurückzuführen sind. Es war jedoch ein Fehler, diese Ergebnisse auf alle Krankheiten anzuwenden, insbesondere auf bestimmte Alterserkrankungen. Inzwischen geht man jedoch davon aus, dass nur wenige (seltene) Krebsarten eine rein genetische Ursache haben. Während ein vererbbarer Gendefekt zwar als Ursache für bestimmte Krebsarten bei Kindern oder Heranwachsenden erachtet werden kann, lassen sich viele Krebsarten, die bei Erwachsenen oder älteren Menschen auftreten, nicht allein mit einer genetischen Veranlagung erklären. Der genetische Ansatz hat sich daher als Irrweg erwiesen.

Nur wenige Krebsarten sind genetisch bedingt.

Das Genom ist nur ein einzelnes Teil des Puzzles. Die Entdeckung der DNA-Doppelhelix und das Computerzeitalter besiegelten das Schicksal der Grundlagenforschung. Die DNA ist genauso ein Programm wie die Programme auf einem Computer. Die Molekularbiologie hat sich zum Schlüsselwerkzeug der modernen Biologie entwickelt, wobei sich die Vorstellung durchgesetzt hat, dass Zellen vollständig von ihrer DNA bestimmt werden. Dieses Credo verdrängte andere, weiter zurückliegende Ansätze und führte dazu, dass Labore für Physiologie nach und nach schließen mussten. In der heutigen Zeit sind Experimente an Nagetieren aus Tierschutzgründen verboten. Isolierte und wohlgenährte Zellen in Petrischalen sind zum einzigen Arbeitsinstrument von Forschenden geworden. Die Details ihres Genoms und ihrer Proteine werden in unzähligen Veröffentlichungen rational analysiert und beschrieben. Allerdings ohne wertvolle Erkenntnisse für einen Krebspatienten, der an seinen Metastasen stirbt.

Bei näherer Betrachtung hat die hypothetische Schlüsselrolle der Gene viel vom Glauben an Vorbestimmung. Diejenigen, die daran glauben, glauben letztendlich, dass Gott ihr Schicksal vor ihrer Geburt im Buch des Lebens festgeschrieben hat. Sie sind davon überzeugt, dass sie keine andere Wahl haben, als sich in ihr Schicksal zu fügen. Und was wäre, wenn es ein Genie-Gen oder ein Verbrecher-Gen gäbe: »Entschuldigung«, würden ihre Träger erklären, »ich kann nichts dafür. Schuld sind meine Gene!« Für manche Menschen lässt sich jedes Lebensereignis mit dem heiligen Code des Lebens erklären. So ist in Hunderten von Publikationen zu lesen, dass Homosexualität wahrscheinlich irgendwo in der DNA verankert ist. Einige stimmen dieser Hypothese zu, andere nicht.

Für viele Wissenschaftler enthält die DNA in ihrem Code zwangsläufig die Alzheimer-Krankheit, Krebs oder auch Intelligenz. Diese Hypothese ist nur bedingt gerechtfertigt. Nur 3 % aller Brustkrebserkrankungen sind genetisch bedingt. Mit anderen Worten: Die meisten Brustkrebserkrankungen sind nicht erblich bedingt. Bei jungen Erwachsenen können bestimmte Krebsarten erblich bedingt sein: Ihnen wurde ein abnormes Gen, ein sogenanntes Onkogen, vererbt. Dieser Ausdruck wurde in den 1970er-Jahren geprägt und bezeichnet ein Gen, das Krebs verursachen kann. Heute gibt es kein universelles Krebs-Gen, sondern etwa hundert verschiedene Onkogene, von denen jedes eine Rolle bei bestimmten seltenen Formen von erblich bedingtem Krebs wie Leukämie spielt. In der überwiegenden Mehrheit der Fälle sind Brust- und Darmkrebs dagegen nicht erblich bedingt. Das Genom (Erbgut) der Betroffenen ist völlig normal. Denn im Gegensatz zu normalen Zellen haben Krebszellen ein abnormal aktiviertes Genom mit Hunderttausenden von Mutationen. Und die Mutationen sind von Krebszelle zu Krebszelle unterschiedlich. Der Grund für diese Vielzahl an Mutationen ist immer noch unbekannt.

Der Fokus auf die Genetik hat im Bereich der Krebsbekämpfung zu katastrophalen Folgen geführt. Heutzutage muss jede neue chemische Substanz dahingehend untersucht werden, ob sie krebserregend wirken kann. Um die karzinogene Wirkung einer chemischen Verbindung festzustellen, muss geprüft werden, ob das Molekül die DNA verändern kann. Es gilt dann als krebserregend, wenn es an DNA bindet und diese schädigt. Verschiedene Karotten- oder Kartoffelextrakte binden an DNA und verursachen Mutationen, aber sind sie deshalb gleich krebserregend? Im Gegensatz dazu haben die meisten Pestizide schädliche Auswirkungen auf die Mitochondrien, unsere Energiekraftwerke und sogenannten Zellorganellen, und nicht auf die DNA. Sie verursachen keine Mutationen, aber wahrscheinlich Krebs.

Unsere Auffassung von Krebs muss sich ändern

Bei Krebs kämpft nicht das Gute gegen das Böse, genauso wenig wie Chemotherapie die meisten der gängigen Krebsarten heilt. DNA-Mutationen sind nicht die Verursacher der meisten Krebserkrankungen. Es gibt keine guten oder bösen Zellen, es gibt keine entarteten Zellen oder Zellen, die Selbstmord begehen. Die Gesetze der Physik sind dafür verantwortlich, dass Zellen überhaupt entstanden sind. Und Zellen sind auf ewig dazu verdammt, diesen Gesetzen zu gehorchen.

Die Welt der Krebsforschung ist ebenso wie die Welt der Corona-Forschung tief gespalten. Da Krebs eine komplexe Krankheit ist, die nur von einer Intelligenz besiegt werden kann, die der unseren überlegen ist, sind viele Fachleute heutzutage der Meinung, dass nur Hightech und künstliche Intelligenz eine für jeden Patienten passende Lösung bieten können. Ich persönlich teile diese Ansicht nicht. Krebs ist eine einfache Krankheit. Wir haben uns täuschen lassen, als wir glaubten, Krebs wäre ein intelligenter Mechanismus, weshalb nach immer neuen Innovationen gesucht wurde, um ihn zu bekämpfen. Berühmte Nobelpreisträger wie Otto Warburg und Albert Szent-Györgyi hatten bereits vor mehreren Jahrzehnten Krebs in seinem Kern verstanden. Sie lehnten gesundheitsschädliche Behandlungen ab und plädierten stattdessen dafür, die Milchsäuregärung in Tumorzellen zu hemmen. Für sie war Krebs keine Schädigung des Erbguts, sondern eine Stoffwechselerkrankung.

Otto Warburgs wichtigste Entdeckung

1920 machte Otto Warburg (1883–1970) eine Entdeckung, für die er letztlich berühmt wurde. Er erkannte, dass Krebszellen auch in Gegenwart von Sauerstoff nicht in der Lage sind, Glukose (Traubenzucker) zu verbrennen. Gesunde Zellen verbrennen zur Energiegewinnung Glukose und verwandeln sie in CO_2, Wasser und Adenosintriphosphat (ATP). Bei ATP handelt es sich um die »Energiewährung« jeder Zelle, mit der sie nahezu alles bewerkstelligt. Krebszellen hingegen beschränken sich darauf, ein Glukosemolekül in zwei Milchsäuremoleküle zu spalten. Da sie die Glukose nicht verbrennen können, wechseln sie zu einem weniger effizienten Mechanismus: der Vergärung. Dies wird gemeinhin als »Warburg-Effekt« bezeichnet. Allerdings lässt sich mittels Vergärung deutlich weniger Energie aus einem Glukosemolekül gewinnen. Zum Ausgleich öffnen Krebszellen dann ihre Schleusen, um noch mehr Glukose aufzunehmen. Wissenschaftler sprechen dann von einer erhöhten anaeroben Glykolyse. Im Durchschnitt verbrauchen Krebszellen zehnmal mehr Glukose als gesunde Zellen. Warburg schrieb dazu 1956 Folgendes:

»Krebs hat, mehr als jede andere Krankheit, unzählige sekundäre Ursachen. Aber selbst bei Krebs gibt es nur eine einzige Hauptursache. Um es in wenigen Worten zusammenzufassen: Die Hauptursache von Krebs ist, dass die Sauerstoffatmung gesunder Körperzellen durch die Gärung von Zucker ersetzt wird. Normale Körperzellen decken ihren Ener-

giebedarf normalerweise, indem sie Zucker verbrennen und dabei Sauerstoff verbrauchen, während Krebszellen ihren Energiebedarf größtenteils über Gärung decken.«[27]

Zehn Jahre später, am 30. Juni 1966, bestätigte Warburg seine Entdeckung auf einem Vortrag in Lindau:

»Gasförmiger Sauerstoff, der in Pflanzen und Tieren als Energielieferant fungiert, wird in Krebszellen verdrängt und durch eine energetische Reaktion der niedersten Lebewesen ersetzt, nämlich durch die Gärung von Glukose. [...] Niemand kann heutzutage hingehen und behaupten, wir wüssten nicht, was Krebs ist, weil wir seine Hauptursache nicht kennen. Im Gegenteil, bei keiner anderen Krankheit kennen wir die Hauptursache so gut wie bei Krebs, sodass in unserer Zeit mangelndes Wissen nicht mehr als Entschuldigung vorgeschoben werden kann, dass nicht mehr für die Verhütung von Krebs getan wird. Es besteht kein Zweifel daran, dass die Verhütung von Krebs kommen wird, denn der Mensch möchte überleben. Aber wie lange noch vermieden wird, aktive Maßnahmen zur Verhütung von Krebs zu ergreifen, hängt davon ab, wie lange es den Propheten des Agnostizismus noch gelingt, Maßnahmen zur Verhütung zu verhindern. In der Zwischenzeit müssen Millionen von Menschen unnötigerweise an Krebs sterben.«[28]

Abbildung 3: Der Warburg-Effekt.

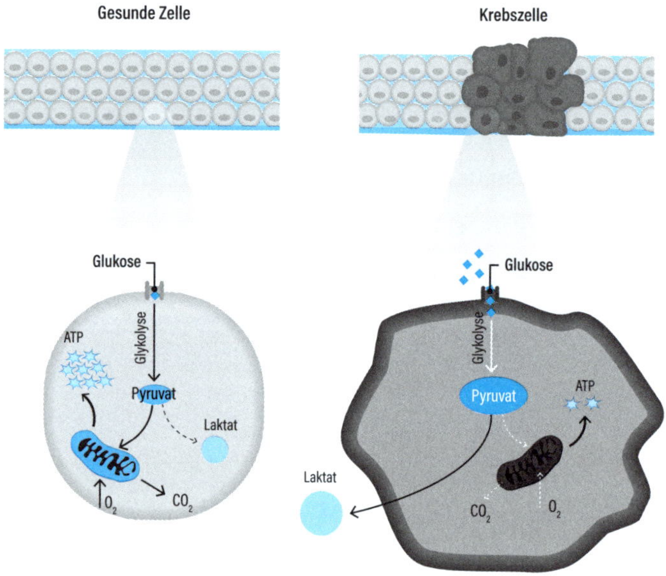

Normale Zellen können entweder Glukose verbrennen (und 36 ATP-Moleküle erzeugen) oder sie vergären (und nur 2 ATP-Moleküle erzeugen). Bei Krebs wird dieser Prozess blockiert und auf Gärung umgeschaltet (Warburg-Effekt). Zellen können dann das von ihnen in Form von Milchsäure (die zu Laktat wird) ausgeschiedene Pyruvat nicht mehr verbrennen, wodurch das Nährmedium, das jede Zelle umgibt, sauer wird.

Zum Zeitpunkt seiner Entdeckung wurde Warburg gefeiert und geehrt. Die Vorliebe von Tumorzellen für die Vergärung von Glukose (Warburg-Effekt) war ein großer Durchbruch im Kampf gegen Krebs, doch das Interesse an dieser Entdeckung seitens der Fachwelt ließ schon bald wieder nach. Seit den 1980er-Jahren findet Warburg in medizinischen Lehrbüchern immer seltener Erwähnung.

Dieser Paradigmenwechsel war nicht wissenschaftlich fundiert, da die Schlüsselrolle des Stoffwechsels in keinem einzigen Versuch widerlegt wurde. 1988 konnte der amerikanische Biologe Jerry Shay sogar nachweisen, dass die Normalisierung des Stoffwechsels von Krebszellen zu einer Hemmung der Tumorausbreitung führt.[29]

Die Entdeckung des Warburg-Effekts bedeutete einen großen Durchbruch in der Krebsbehandlung.

Dennoch wurde Krebs in den Jahren 1980 bis 2010 nicht mehr als Stoffwechselerkrankung, sondern als Erbkrankheit eingestuft. Dieser Wandel hat sich ganz allmählich – ohne einschneidende Erfahrungen oder wissenschaftliche Erkenntnisse – vollzogen. Eine Meinungsänderung ist kein Beweis dafür, dass die bisherige Prämisse falsch war und einer kompletten Überarbeitung bedurfte. Aber wir waren inzwischen im Computerzeitalter angekommen und Krebs musste einfach einem Gendefekt zugrunde liegen.

Die moderne Biologie bestätigt den Warburg-Effekt. Krebsgene (Onkogene) bewirken, dass Zellen

Glukose vergären. Zehntausende Veröffentlichungen bestätigen jedes Jahr die Schlüsselrolle der Glukose in der Krebspathogenese. Die moderne Molekularbiologie hat dem Warburg-Effekt neue Namen und Konzepte gegeben. Heute wie vor 100 Jahren weiß man, dass Krebszellen gären. Ich bitte den Leser um Entschuldigung für diesen kleinen Exkurs, der uns wieder an unseren Ausgangspunkt zurückführt!

Albert Szent-Györgyi bestätigte den Warburg-Effekt

Albert Szent-Györgyi von Nagyrápolt (1893–1986) stammte aus einer ungarischen Adelsfamilie und begann sein Medizinstudium an der medizinischen Fakultät in Budapest. Schon bald langweilten ihn die Vorlesungen, sodass er im Anatomielabor seines Onkels zu forschen begann. Sein Studium musste er 1914 unterbrechen, um im Ersten Weltkrieg als Sanitätsoffizier zu dienen. Kriegsmüde schoss er sich 1916 in den Arm und behauptete später, er sei durch feindliches Feuer verwundet worden. Zur Genesung wurde er nach Hause geschickt und konnte so sein Medizinstudium beenden und 1917 promovieren.

In dem Bestreben, die komplexen Zusammenhänge des Lebens zu ergründen, wollte Szent-Györgyi zunächst Bakteriologe werden. Doch er musste sehr schnell erkennen, dass ihm die Thematik zu schwerfiel. Also wurde er Biochemiker. In seinen Augen begann das Leben mit Elektronen und Protonen, die Moleküle bilden, die sich ihrerseits zu Zellen zusammenfügen. Wie Otto Warburg erforschte Szent-Györgyi die Zellatmung und die Moleküle, die darauf Einfluss haben können. Bei seinen Arbeiten zur Redoxreaktion entdeckte er eine Verbindung, die er »Hexuronsäure« nannte und in geringen Konzentrationen aus der Nebennierenrinde isolierte. Uns ist sie heute als Ascorbinsäure bekannt. Einige Jahre später erkannte er, dass es sich dabei um Vitamin C zur Behandlung von Skorbut handelte. Für diese und andere Entdeckungen erhielt er 1937 den Nobelpreis für Medizin.

Als überzeugter Gegner des Nationalsozialismus setzte er sich für eine Einigung zwischen Ungarn, das sich mit Deutschland verbündet hatte, und den Alliierten ein. Nach Ende des Zweiten Weltkriegs emigrierte er in die USA, nach Connecticut. Trotz seines Nobelpreises tat er sich schwer damit, Geldmittel für seine Arbeit aufzutreiben, da er keine Anträge stellen wollte, in denen die zu erwartenden Ergebnisse seiner Forschung formuliert werden sollten. Seiner Meinung nach durfte Forschung nicht von einer Absicht geleitet sein, sondern wird jeden Tag aufs Neue definiert und lässt sich nicht Monate oder gar Jahre im Voraus planen.

1947 übernahm er die Leitung des Instituts für Muskelforschung am Meeresbiologischen Laboratorium in Woods Hole (Massachusetts) und versuchte, das Geheimnis der Krebsentstehung mithilfe von Gleichungen aus der Quantenphysik zu entschlüsseln. Als in den 1950er-Jahren der Warburg-Effekt in der Wissenschaft kontrovers diskutiert wurde, war Szent-Györgyis Interesse geweckt. Für Warburg war Krebs eine Folge der aeroben Glykolyse, während Heinrich Wieland, ein anderer deutscher Nobelpreisträger, überzeugt war, dass die Vergärung von Zucker auf ein Missverhältnis von Elektronen zurückzuführen sei.

Also setzte Szent-Györgyi die Zellen Zyanid aus. Da sie keinen Sauerstoff mehr nutzen und keinen Zucker mehr verbrennen konnten, gärten sie und teilten sich. Diese Zellen setzte er anschließend Methylenblau aus – dem Farbstoff, der die Zellatmung wiederherstellt. So erkannte Szent-Györgyi, dass Methylenblau

Methylenblau fängt Elektronen ein und hebt die Gärung der Krebszellen auf.

Elektronen einfängt und die Gärung der Krebszellen aufhebt.

Für ihn war Biologie weniger komplex, als es den Anschein hat: Es geht in erster Linie um Elektronen und Protonen. Er behauptete, dass der Warburg-Effekt infolge eines Elektronenüberschusses entstehen würde. Die Ausbreitung der Tumorzellen wäre demnach das Ergebnis dieses Elektronenüberschusses – eine geniale Einsicht. Leider führte Szent-Györgyi seine Forschungen zur Krebsbehandlung in seinem Meeresbiologischen Institut nicht weiter fort.

Eine einfache und zutreffende Interpretation der Biologie

2024 griffen der französische Forscher Romain Attal und seine Kollegen die Arbeit von Szent-Györgyi wieder auf und bestätigten, dass der Warburg-Effekt die Folge eines Redox-Ungleichgewichts ist.[31] Sie verstanden den Stoffwechsel als eine Art elektronischen Schaltkreis: Wenn alles funktioniert, verbinden sich Elektronen, die regelmäßig über die Nahrung zugeführt werden, mit Protonen und Sauerstoff, die ebenfalls aus der Nahrung gewonnen werden, zu Wasser.

Biologie ist viel einfacher, als es scheint: Entweder atmet die Zelle und verbrennt Glukose, oder sie gärt und teilt sich. Der Stoffwechsel entreißt dem Glukosemolekül Elektronen und Protonen, um sie mit Sauerstoff zu Wasser zu verbinden. Die chemische Reaktion, von der alles Leben abhängt, entspricht der folgenden Formel:

$$\textbf{2 Protonen + 2 Elektronen + O = } \mathbf{H_2O}$$

Ein Mensch synthetisiert pro Tag das Äquivalent von zwei Gläsern Wasser (Biologen bezeichnen es als »Stoffwechselwasser«). Um in der Sprache der Chemiker zu bleiben: Protonen und Elektronen werden oxidiert und bilden Stoffwechselwasser. Dieses Wasser ist der Hauptbestandteil des Lebens – wir bestehen alle zu 70 % aus Wasser. Geht man nicht vom Gewicht aus, sondern von der Anzahl der Moleküle, aus denen wir bestehen, sind es sogar zu 99 % Wasser. Das zeigt, welche Bedeutung Wasser in der Biologie einnimmt.

Die Synthese von Wasser ist die energieintensivste Reaktion überhaupt. Der Brennstoff, mit dem Raketen ins All geschickt werden, besteht aus flüssigem Wasserstoff und flüssigem Sauerstoff. Erst durch die Oxidation von Wasserstoff zu Wasser gelingt es Raketen, die Erdanziehungskraft zu überwinden und ins All zu gelangen. Damit das Gemisch bei der Oxidation nicht explodiert, muss allerdings die Synthese von Wasser verlangsamt werden. Es gibt also gewisse Einschränkungen, um diese chemischen Reaktionen zu kontrollieren und die Energieproduktion zu verringern.

Wird Wasser ausgewogen synthetisiert, atmen die Zellen und verbinden Protonen, Elektronen und Sauerstoff. Die Mitochondrien arbeiten, die Zellen atmen – man spricht von einem »oxidativen« Stoffwechsel. Besteht ein Ungleichgewicht wie zum Beispiel Sauerstoffmangel, können sich die Elektronen nicht mit Sauerstoff verbinden und Wasser bilden. Die Mitochondrien arbeiten schlecht, der Stoffwechsel ist »reduziert«. Wenn die Zellen schlecht verbrennen, bildet sich ein massiver Stoffwechselstau. Da Zellen hauptsächlich aus Wasser bestehen, sind sie nicht leitfähig, sodass die Elektronen in ihnen eingeschlossen bleiben. Um sie abzutransportieren, müssen sie die Elektronen mit anderen Molekülen wie NAD oder NADP verbinden. Chemiker sprechen dann von einem »reduzierten Milieu« (gemeint ist ein Überschuss an Elektronen).

Abbildung 4: Die Zellatmung.

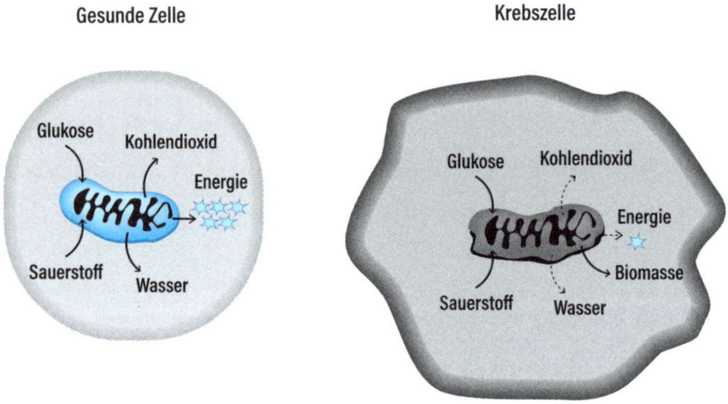

So entsteht Krebs, weil Zellen nicht mehr in der Lage sind, Glukose zu verbrennen und Wassermoleküle zu bilden. Es sind die überschüssigen Elektronen, die für die Tumorausbreitung und den Warburg-Effekt verantwortlich sind.

Forschende müssen sich auf die wichtigsten chemischen Reaktionen konzentrieren, um geeignete Medikamente zu finden. Es gibt Tausende von Computerprogrammen für Stoffwechselabläufe in gesunden Zellen und in Krebszellen. Um sich derartiger Programme bedienen zu können, müssten Wissenschaftler lange Codezeilen schreiben und Daten aus der wissenschaftlichen Literatur eingeben. Ein solcher Ansatz wäre problembehaftet, da er sich darauf konzentriert, wie chemische Reaktionen vom Genom kodiert werden. Jede menschliche Zelle enthält etwa 30 000 Gene, von denen mehrere Proteinbausteine kodieren, die eine Rolle im Stoffwechsel spielen. Entdeckt ein Informatiker einen dieser Bausteine, baut er sie in sein Programm ein. Die Ergebnisse werden ihm bei der Entscheidung helfen, welches Molekül ein sinnvolles Ziel für die Entwicklung spezifischer Medikamente darstellt. Zahlreiche Reaktionen werden jedoch nicht im Genom kodiert und daher schnell »übersehen«. Eine elektronische Leitfähigkeit ist nicht erkennbar, obwohl sie existiert. Und Krankheiten haben »alle« dieselbe Ursache.

Krebs und die Abnahme der elektronischen Leitfähigkeit

Seit einem knappen Jahrhundert sind Biologen in der Lage, Krebszellen im Labor zu züchten. Dafür wird die Zelle in eine Petrischale gegeben und mit einer zuckerreichen Nährflüssigkeit bedeckt, die 5–10 % fötales Kälberserum (FKS) enthält – ein Blutserum, das von ungeborenen Kuhfeten gewonnen wird. Dieses Serum ist reich an Proteinen und ermöglicht das Wachstum der Zelle in einem Inkubator bei 37 °C, 5 % CO_2 und 20 % Sauerstoff. In diesem Milieu kann die Zelle gut wachsen, sich teilen und Kolonien bilden. Dieses Kultivierungsverfahren wurde inzwischen standardisiert und wird mittlerweile weltweit eingesetzt.

In lebenden Organismen ist der Sauerstoffgehalt deutlich niedriger, da Sauerstoff schlecht in das Gewebe diffundiert. Vor allem aber sind die Proteine, die unsere Zellen absorbieren können, nicht fötalen Ursprungs. Würde man die Zellen jedoch dem Serum einer erwachsenen Person oder einem niedrigeren Sauerstoffgehalt aussetzen, würden sie sich viel langsamer teilen und Forschungsvorhaben ausbremsen.

Zu Beginn des 20. Jahrhunderts entstand der Grundgedanke, dass der Ruhezustand der Zelle ihr Normalzustand ist. Eine gesunde Zelle teilt sich nicht. Erst wenn sie dazu aufgefordert wird, teilt sie sich und vermehrt sich dann.[32] Im Organismus kann diese Aufforderung von den Wachstumsfaktoren gesendet werden. Nehmen wir beispielsweise einen Patienten, der nach einer Chemotherapie an Anämie leidet. Die Vermehrung seiner roten Blutkörperchen wurde durch die Krebsmedikamente gehemmt. Der Patient ist blass und hat Atembeschwerden. Der Arzt injiziert ihm einen Wachstumsfaktor (ein Protein), der die Blutzellen auffordert, sich zu vermehren. Genau diese Wachstumsfaktoren werden von Leistungssportlern – illegal – konsumiert: Ihr Blut transportiert mehr Sauerstoff zu den Muskeln, sodass sie schneller laufen können. In Wahrheit lösen diese Proteine die Zelldifferenzierung aus. Da Erythrozyten (rote Blutkörperchen), Leukozyten (weiße Blutkörperchen) und Thrombozyten (Blutplättchen) aus denselben Stammzellen gebildet werden, »lenken« die Wachstumsfaktoren die Stammzellbildung auf die Erythrozyten und verlangsamen gleichzeitig die Stammzellbildung von Leukozyten und Thrombozyten.

Enzyme katalysieren im Organismus Redoxreaktionen und sorgen so für die Übertragung von Protonen und Elektronen, die in den Molekülen unserer Nahrungsmittel enthalten sind. Überschüssige Elektronen bewirken die Synthese von Biomasse. Der Rest folgt automatisch: Die Zelle wird größer und ihre Temperatur steigt. Diese Wärmezunahme bewirkt, dass sie sich in zwei Tochterzellen teilt.[33]

Bleibt noch eine letzte Frage: Wie kommt es zum Warburg-Effekt? Otto Warburg hatte bewiesen, dass die Präferenz von Tumorzellen für die Vergärung von Glukose nicht mehr rückgängig gemacht werden kann. Selbst in Gegenwart von Sauerstoff sind die Zellen nicht mehr in der Lage, durch das Verbrennen von Glukose ausreichend Energie zu erzeugen, sodass sie sich immer schneller teilen müssen.[34] In kranken Zellen kann Sauerstoff die aus der Glukose extrahierten Elektronen und Protonen nicht oxidieren. Dies führt zu dem, was als »oxidativer Stress« bezeichnet wird. Sauerstoff bindet sich an andere Zellstoffe, insbesondere an Proteine, bei denen dann durch Oxidation Schäden entstehen.

Dieses Phänomen lässt sich wunderbar im Spiegel beobachten. Im Laufe der Jahre werden unsere Haare immer heller, bis sie schließlich pigmentlos weiß sind. Wenn ein Teenager graue Haare hat, liegt das in der Regel daran, dass er ein Oxidationsmittel wie Wasserstoffperoxid oder Sauerstoffperoxid (H_2O_2) aufgetragen hat. Bei älteren Menschen ist das Ergrauen der Haare die Folge von reaktivem Sauerstoff, der sich nicht mehr an Mitochondrien bindet und stattdessen die Proteine in den Haarfollikeln oxidiert.[35]

Sauerstoffatome und Elektronen reagieren auch mit den im Körper allgegenwärtigen Wassermolekülen und bilden freie Radikale. Dieser Gedanke entstand in den 1950er-Jahren, als sich in der Erdölindustrie tätige Chemiker für Biologie zu interessieren begannen. Heute sind freie Radikale für viele ein zentraler Aspekt in der Biologie, aber auch bei

Krankheitsbildern. Krebs, Alzheimer und der natürliche Alterungsprozess sollen auf einen Überschuss an freien Radikalen zurückzuführen sein. In den Medien wird allgemein die Vorstellung befeuert, freie Radikale seien schädlich und Auslöser aller möglichen Wehwehchen. Wie alle dogmatischen Aussagen muss auch diese Behauptung angesichts der wissenschaftlichen Gegenbeweise revidiert werden. Freie Radikale sind nicht unsere Feinde, wie es so oft heißt. Es handelt sich einfach nur um sehr reaktionsfreudige Moleküle, aus denen Leben entsteht. Auf der Erde begann das Leben lange vor der Entstehung unseres hochentwickelten Genoms und es finden heute immer noch primitive chemische Reaktionen statt. Eine der ersten chemischen Reaktionen war zweifellos die Umwandlung von Wasser in Wasserstoffperoxid (H_2O_2) auf der Oberfläche von Pyritkristallen, die der Sonne ausgesetzt waren. Wasserstoffperoxid reagiert mit einfachen Molekülen wie Pyruvat, um komplexe Moleküle zu bilden. Das Leben entstand also unter der Einwirkung von freien Radikalen. Diese elementaren chemischen Reaktionen finden immer spontan statt. Sie sind älter als die Entstehung allen Lebens und benötigen keine Gene oder Enzyme. Sie laufen einfach ab, werden nicht in Lehrbüchern beschrieben und von innovativen Informatikern gar nicht berücksichtigt, was erklären könnte, warum ein Großteil ihrer Simulationen falsch ist.[36]

Gesunde Zellen zerlegen Wasserstoffperoxid mithilfe eines speziellen Enzyms, der Katalase, in Wasser.[37] In gesunden Zellen binden sich Elektronen an Sauerstoff und Wasserstoff und bilden so Wasser. In Krebszellen führt die Beeinträchtigung dieser Reaktion zur Bildung reaktiver Sauerstoffverbindungen wie instabilem Wasserstoffperoxid, das die Krebszellen zerstört. Da Biologen diese spontanen Zyklen nicht verstehen, schreiben sie dem Wasserstoffperoxid besondere Eigenschaften zu und sprechen von einem Signalmolekül und Wachstumsfaktor. Aber letztlich ist das alles einfach nur Chemie.

Meine Teams und ich sind zu dem Schluss gekommen, dass diese freien Radikale, die durch einen Elektronenüberschuss entstehen, das Zellwachstum fördern und die zügellose Ausbreitung auslösen, die gemeinhin als Krebs bezeichnet wird.

Abbildung 5: Die Entstehung von Krebs.

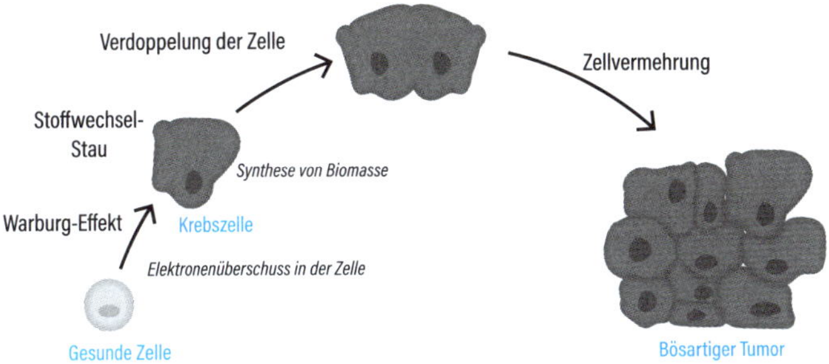

Waren all diese Irrwege nötig?

Entdeckungen brauchen Zeit, um auf allgemeine Anerkennung zu stoßen. In den 1920er-Jahren hatte Otto Warburg erkannt, dass Krebs nichts anderes ist als eine Stoffwechselerkrankung. In den 1950er-Jahren hat dann Albert Szent-Györgyi nachgewiesen, dass der Warburg-Effekt die Folge eines Elektronen-Ungleichgewichts ist. Die Entdeckung von Chlordioxid geht auf die Französische Revolution zurück, Methylenblau wurde erstmals 1876 synthetisiert. In der Zwischenzeit wurden Hunderte Milliarden Dollar in sinnlose Studienprotokolle investiert.

Otto Warburg hatte erkannt, dass Krebs eine Stoffwechselerkrankung ist.

Forschung hat sich zu einer von Protokollen geleiteten Industrie entwickelt. Labore sind in Untergruppen unterteilt, die getrennt an einem Teil des Problems arbeiten, zum Beispiel an der Immunantwort bei Bauchspeicheldrüsenkrebs einerseits und an der Wirkung von Sauerstoff auf Blasentumore andererseits. Da, wo jeder Forschende nur auf seine Fachrichtung konzentriert ist, fehlt der Blick auf das große Ganze. Forschungsprojekte müssen einvernehmlich erarbeitet, von mehreren Laboren angenommen und von Agenturen finanziert werden, die sich des zukünftigen Erfolgs sicher sein müssen – ein Erfolg, der von der Anzahl und der Tragweite internationaler Veröffentlichungen und eventuell sogar von der Verleihung eines Nobelpreises abhängt. Bei dieser Vorgehensweise ist eines unter den Tisch gefallen: der Patient und seine Behandlung. Veröffentlichungen enden in der Regel mit dem Satz: »Es sind weitere Untersuchungen erforderlich.«

Meine Teams und ich haben beschlossen, gegen den sicheren Tod und die Lügen der Gesellschaft aufzubegehren. Um Fortschritte zu machen, bedarf es ständiger und mühsamer Arbeit, doch auch Intuition und Durchbrüche sind vonnöten. Fortschritte sind schwierig, weil sie an Gewissheiten rütteln und Bürokraten missfallen.

Wir sind überzeugt, dass unsere Arbeit zum Ende von Krebs, der Geißel der Menschheit, führen wird. Wissenschaft und Medizin haben sich durch Fortschritte entwickelt, auf die lange Perioden von vermeintlichem Stillstand folgten, wie wir sie in den letzten 60 Jahren erlebt haben. Zwischen der Entwicklung des Mikroskops und der Entdeckung von Bakterien vergingen 300 Jahre. Damals konnte sich niemand vorstellen, dass Krankheiten durch Keime verursacht werden können. Von der Entdeckung des Tuberkulose-Keims bis zu seiner Behandlung gingen dann noch weitere 60 Jahre ins Land. Aber nur wenige Jahre zwischen der Entwicklung der Antibiotika und der Ausrottung vieler Leiden wie Syphilis oder Blutvergiftung.

Unser Therapieversagen bei Krebs zeugt davon, dass unser Ansatz noch nicht ausgereift ist.

Mehrere unserer Vorgänger haben erkannt, dass man mit Chemie Krankheiten behandeln kann. Bluthochdruck oder Geschwüre lassen sich heute mit den passenden Medikamenten gut kurieren. Die Tatsache, dass wir noch nicht in der Lage sind, Krebs, Alzheimer oder andere tödliche Erkrankungen zu heilen, deutet vor allem darauf hin, dass wir sie falsch angehen und die verfügbaren Medikamente nicht tiefgreifend in die Mechanismen dieser Leiden einwirken.

Die Heilung tödlicher Erkrankungen erfordert eine völlig neue Herangehensweise. Es ist an der Zeit, neu zu definieren, woraus wir Menschen wirklich bestehen. Bei Krebs oder Alzheimer haben wir es mit einem einfachen Problem zu tun, das aus einem falschen Blickwinkel betrachtet wird. Über lange Jahre haben wir die Perspektive von Physikern eingenommen. Wenn jemand von einem komplexen Problem spricht, verschweigt er entweder die Wahrheit oder er hat sie gar nicht erst verstanden (was meistens der Fall ist). In der Medizin und im Leben allgemein lässt sich alles mit einfachen Worten erklären, wenn man es erst einmal im Kern begriffen hat.

Seit dem 18. Jahrhundert gehen Medizin und Physik getrennte Wege. In der Medizin sind Fachrichtungen wie Rheumatologie oder Gastroenterologie aus Liebe zum Detail entstanden. Es kann also durchaus sein, dass der Allgemeinmediziner die ersten Anzeichen einer Hepatitis erkennt und behandelt, anschließend der Gastroenterologe ihre Folgen (Zirrhose) versorgt und sich schließlich der Onkologe um den Krebs kümmert, der bisweilen als Folge von Hepatitis und Zirrhose entsteht.

Umgekehrt hat die Physik den Weg der Vereinheitlichung eingeschlagen. Es gibt nur vier Grundkräfte im Universum: starke Wechselwirkung, schwache Wechselwirkung, Gravitation und Elektromagnetismus. Jedes Molekül besteht aus einigen wenigen Elementen, nämlich den Protonen, den Neutronen und den Elektronen.

Zu Beginn des 20. Jahrhunderts führte ein neuer Denkansatz zu einer Revolution in der Physik. Bis dahin befanden wir uns in einer einfachen Welt: auf der einen Seite Korpuskeln und damit Masse, auf der anderen Seite Wellen wie das Licht. Jeder Physiker hatte seine eigene Fachrichtung, und diese Fachrichtungen waren komplett voneinander abgekoppelt. Mit seiner berühmten Gleichung $E = mc^2$ stellte Albert Einstein im Jahr 1905 seine Theorie vor, dass Licht korpuskulare Eigenschaften haben könnte und dass Materie und Energie eins seien.

Das Aufkommen der Quantenphysik führte zu einer Revolution der Physik in den 1920er-Jahren. Gemäß dem Welle-Teilchen-Dualismus können Teilchen als Wellen beschrieben werden, da sie an verschiedenen Stellen gleichzeitig präsent sind. Sie können sowohl als Materie als auch als Energie betrachtet werden. Der Grundstein für eine Neuorientierung der Physik war gelegt.

Diese Revolution ging an der Welt der Biologie und der Medizin komplett vorbei. Verhaftet in ihrem Dogmatismus verzettelte sie sich in Überkomplexität und Detailversessenheit. Mit den damaligen Behandlungen gelang es jedoch nicht, die am weitesten verbreiteten Krankheiten zu heilen. Außerdem haben Ärzte keine Ahnung von Physik. Das liegt zum Teil sicher daran, dass Physiker eine spezielle Sprache, nämlich die Sprache der Mathematik, sprechen. Daher besteht die Kunst darin, ihre Formulierungen zu verstehen und sie mit der Medizin zu verbinden. Es geht darum zu erkennen, dass die Quantenphysik das Potenzial hat, die Medizin zu verändern, indem sie Materie auf kleinster Ebene untersucht und manipuliert. Das in der Physik beobachtete Streben nach Vereinheitlichung sollte auch in der Medizin Anwendung finden.

Vereinfachung ist jedoch weitaus komplizierter, als man denkt. Es fällt schwer zuzugeben, dass die allseits gepriesenen Behandlungen selten bis gar nicht anschlagen. Die Erkenntnis, dass wir nur Teilchen sind, ist einleuchtend und niederschmetternd zugleich. Da mussten wir doch tatsächlich erst unsere hohe Warte verlassen, um zu erkennen, dass wir nur Teilchen sind, die den elementaren Gesetzen der Physik gehorchen!

Kapitel 3

Die konventionelle Krebsbehandlung

Krebs galt lange Jahre als Infektion. Metastasen fanden erst Anfang des 19. Jahrhunderts Eingang in die Fachliteratur.

Erst ein knappes Jahrhundert später rückte er in den Fokus der Forschung, nachdem die Hypothese eines infektiösen Ursprungs verworfen wurde. Zu diesem Zeitpunkt entstand die Idee, dass Krebszellen abgetötet werden müssten. Also wurden entsprechende Behandlungsmethoden entwickelt, die jedoch nicht universell wirksam waren gegen Krebs. In diesem Kapitel werden sie unter Berücksichtigung ihrer Stärken und Schwächen vorgestellt.

Lokale Krebsbehandlung: Operation und Bestrahlung

Eine »Operation« ist die Behandlung der Wahl bei Krebs. Auch wenn es sich um eine Binsenweisheit handelt, möchten wir an dieser Stelle betonen, dass eine Krebsbehandlung nicht umgestellt werden sollte, wenn sie anschlägt.

Es wäre falsch, eine Operation abzulehnen, wenn sich der Tumor in seiner Gesamtheit leicht operativ entfernen lässt.

Eine Operation hat jedoch nur dann eine heilende Wirkung, wenn der Krebs vollständig entfernt werden kann. Wenn sich die Erkrankung ausgebreitet hat, mehrere Metastasen vorhanden sind oder der Primärtumor lebenswichtige Organe befallen hat, kann der Patient durch eine Operation nicht mehr geheilt werden, sondern es können höchstens seine Symptome gelindert werden.

Eine Operation ist die Behandlung der Wahl bei Krebs.

Bevor der Tumor und das umliegende Gewebe entfernt werden, muss der Operateur das mögliche Ausmaß der Schäden abschätzen. Bei Lungenkrebs werden vor einer Resektion (Operation, bei der ein Teil eines Organs oder Gewebes entfernt wird) Atemtests durchgeführt, um zu überprüfen, ob der Patient mit dem verbleibenden Lungenflügel überleben kann. Nach dem Eingriff wird anhand der Analyse des Operationspräparats kontrolliert, ob der Tumor in seiner

Gesamtheit entfernt wurde. Dazu wird das Operationspräparat in Tinte gelegt. Um sicherzustellen, dass der Tumor vollständig entfernt wurde, wird in der Pathologie sorgfältig geprüft, ob die durch die Tinte farblich sichtbar gewordenen Schnittränder in ausreichendem Abstand zu den Tumorrändern liegen. Er prüft auch, ob Blutgefäße und Lymphknoten befallen sind, was eventuell eine zusätzliche Chemotherapie erforderlich macht.

Wenn der Krebs durch eine Operation vollständig entfernt werden kann, hat der Patient eine Überlebenschance. Der Chirurg kann sich aber nie sicher sein, ob es nicht doch noch winzige Metastasen gibt, die selbst für die besten Radiologen nicht erkennbar sind. Nach der eigentlichen Krebsbehandlung beginnt die medizinische Nachsorge, d. h. regelmäßige Untersuchungen auf Metastasen oder ein lokales Rezidiv. Bisweilen ist es nicht möglich, den Tumor ohne größere Schäden zu entfernen, wenn er beispielsweise eine Arterie abklemmt, die nicht entfernt werden darf. Der Onkologe schlägt dann eine »Strahlentherapie« vor. Bei diesem Verfahren, das bereits seit Ende des 19. Jahrhunderts existiert, wird das betroffene Gewebe mit einem Röntgenstrahl bestrahlt. Dabei werden sowohl gute als auch schlechte Zellen wahllos abgetötet. Nichtsdestotrotz lassen sich mit dieser Therapieform einige wenige lokal begrenzte Krebsarten eliminieren.

Zu Beginn wurden niederenergetische Röntgenstrahlen verabreicht, die nicht tief in das Gewebe eindrangen. Erst mit dem Zweiten Weltkrieg kam es zur Anwendung hochenergetischer Strahlen. Nach Abschluss des Manhattan-Projekts, das zur Entwicklung der ersten Atombombe führte, konzentrierte sich das kanadische Labor Chalk River Laboratories auf medizinische und industrielle Anwendungen der Nukleartechnologie und entwickelte die erste Strahlentherapie mit Kobalt-60. Mithilfe der Nuklearmedizin lassen sich ausreichend starke Photonen erzeugen, mit denen sich auch tief liegende Tumore bestrahlen lassen.

Die modernen Linearbeschleuniger, die Anfang der 1970er-Jahre entwickelt wurden, konnten nur dank der für Radargeräte entwickelten Technologie realisiert werden. Fortschritte in der Rüstungsindustrie können bisweilen zu Erfindungen führen, die Leben retten.

Heutzutage haben sich die Strahlentherapiegeräte dank der Computertechnik stark weiterentwickelt. Das Prinzip bleibt jedoch dasselbe wie im 19. Jahrhundert: die Behandlung einer lokalisierten Läsion. Je größer der zu bestrahlende Bereich ist, desto größer sind die schädigenden Wirkungen. Bei großen Bestrahlungsfeldern muss die Dosis gering gehalten werden, was die Wirksamkeit der Behandlung schmälert. Der Krebs reagiert auf die Bestrahlung, indem er kleiner wird oder sogar verschwindet. Der behandelnde Arzt kann dann einen kleineren Bereich entfernen, ohne Schäden an benachbarten Organen zu verursachen.

Die Behandlung von Brustkrebs erfordert sehr häufig eine adjuvante Strahlentherapie, um sowohl die Größe der Exzision zu begrenzen als auch das Rückfallrisiko zu verringern. Zunächst wird eine Tumorektomie durchgeführt, bei der der Tumor mit einem kleinen Sicherheitsabstand entfernt wird. Anschließend sterilisiert die Strahlentherapie die Tumorzellen, die noch in der Brust vorhanden sein können. So kann eine Mastektomie (vollständige Entfernung der Brust) vermieden werden.

Eine Operation ist bei 100 geheilten Patientinnen in 90 % der Fälle für den Behandlungserfolg verantwortlich.

Nach einer groben Schätzung sind bei 100 geheilten Patientinnen 90 % der Remissionen auf die Operation zurückzuführen, 8 % auf die Strahlentherapie und die restlichen 2 % auf die Chemotherapie.[38] Mit anderen Worten: Wenn der Krebs noch nicht gestreut, d. h. keine Metastasen gebildet hat, ist eine Operation, sofern möglich, immer noch die beste Behandlungsmethode.

Metastasierter Krebs: Chemotherapie

Bei Krankheitsbildern wie Hodenkrebs, Morbus Hodgkin, Non-Hodgkin-Lymphom oder Leukämie kann eine Chemotherapie zur Heilung führen. In diesen Fällen gibt es also keinen Grund, eine Behandlung zu überdenken, die erfolgversprechend ist.

Bei der Mehrzahl von Lungen- oder Bauchspeicheldrüsenkrebs werden jedoch bereits ausgedehnte Metastasen diagnostiziert. Eine Operation ist dann nicht mehr sinnvoll, da sich der Tumor und seine Metastasen nicht mehr in Gänze entfernen lassen. Heutzutage beträgt die durchschnittliche Überlebenszeit bei Lungen- oder Bauchspeicheldrüsenkrebs höchstens sechs Monate, wobei die Chemotherapie nur palliativ verabreicht wird.

Einige wenige metastasierende Krebsarten entwickeln sich langsam. So ist es durchaus möglich, dass bestimmte Fälle von Brustkrebs, die sich in den

Knochen ausgebreitet haben, viele Jahre auch ohne Behandlung nicht weiter fortschreiten. Eine geringe Anzahl Nierenkrebserkrankungen ist ebenfalls träge und wenig aggressiv.

Der Wirkmechanismus der Chemotherapie

Chemotherapie eignet sich hervorragend zur Behandlung bestimmter Krebsarten. In manchen Fällen lindert sie die Schmerzen, indem sie die Tumormasse vorübergehend verringert, die dann nicht mehr auf einen Nerv drücken kann – der betroffene Patient hat weniger starke Schmerzen.

Onkologen überwachen ihre Patienten, indem sie die Größe des Tumors messen (durch Abtasten oder Röntgenuntersuchung). Mithilfe eines PET-CTs können sie beurteilen, ob der Tumor auf die Behandlung anspricht, da sich die Tumormasse dadurch verringert. Die bei der Chemotherapie verwendeten Medikamente, sogenannte Zytostatika, sind extrem reaktiv. Diese können nicht in die dünnen peripheren Venen injiziert werden, sondern müssen langsam in einen Port-Katheter infundiert werden, der unter die Haut eingepflanzt wird und mit den größeren, tieferen Venen verbunden ist. Diese Art der Infusion ermöglicht es, hochtoxische Moleküle in einem großen Blutstrom zu verdünnen. Bei der Chemotherapie wird die DNA der Tumorzelle erreicht und inaktiviert, indem sie in Stücke zerlegt wird. Die DNA ist dann irreparabel beschädigt, die Zelle stirbt ab.

Doch die Chemotherapie-Moleküle greifen nicht nur die DNA an, sondern wirken auf alle Zellbestandteile, insbesondere auf Proteine. Wenn sich die Chemotherapie darauf beschränken würde, Zellen abzutöten, ließe sich ihre Wirkung schnell messen. Leider lassen sich Rückstände abgestorbener Tumorzellen weder im Blut noch im Urin nachweisen. Onkologen sind somit nicht in der Lage, die Wirksamkeit der Behandlung innerhalb von Minuten oder Stunden zu beurteilen. Ob die Behandlung angeschlagen hat oder nicht, können sie ebenfalls nicht kurzfristig in Erfahrung bringen, sondern müssen Wochen auf das Ergebnis warten.

Eine gemischte Bilanz

Wenn die Chemotherapie anschlägt, stellt sie eine ausgezeichnete Behandlungsmethode dar. Tatsächlich sprechen die meisten Krebsarten auf eine Chemotherapie an: 75 % der Fälle von Brustkrebs, 60 % bei Eierstockkrebs, 60 % bei Darmkrebs, 40 % bei Lungenkrebs und 25 % bei Bauchspeicheldrüsenkrebs. Die Schmerzen werden gelindert oder verschwinden ganz. Die Patienten nehmen wieder an Gewicht zu und fühlen sich besser. Die Größe des Tumors schrumpft für einige Monate oder gar Jahre, doch die Behandlung ist nur palliativ. Es fehlen Daten, die eine Verlängerung der Lebenserwartung belegen.

Allerdings hat Chemotherapie auch eine Nebenwirkung, von der kaum jemand spricht. Im Laufe der Behandlung entwickelt sich der Krebs weiter und wird immer aggressiver. Der Tumor bildet sich zwar für eine gewisse Zeit zurück, wächst aber dann wieder, allerdings deutlich bösartiger als der Primärtumor. Die Zellen mutieren und die Wahrscheinlichkeit, dass sie auf eine Zweitlinientherapie (einen anderen Wirkstoff) ansprechen, ist viel geringer und von kürzerer Erfolgsdauer. Nach einer gewissen Zeit spricht der

Das Rezidiv ist viel aggressiver als der Primärtumor.

Krebs auf keinerlei Behandlung mehr an. In diesem Stadium hat sich die Krankheit bereits in eine äußerst aggressive Form verwandelt.[39]

Darüber hinaus wird die Chemotherapie häufiger eingesetzt, um das Risiko von Fernmetastasen zu verhindern (man spricht dann von einer adjuvanten Therapie), wobei der behandelnde Arzt das Risiko einer Weiterentwicklung anhand der histologischen Untersuchung des Tumors, seiner Größe und seiner lokalen Ausbreitung auf die Lymphknoten beurteilen kann. Den meisten Frauen mit Brustkrebs und niedriggradigen oder intermediären Läsionen werden eine Chemotherapie und eine Immuntherapie empfohlen. Laut Aussagen der Pharmaindustrie sind sie inzwischen deutlich wirksamer. Ich bin mir jedoch nicht sicher, ob diese neuen Behandlungen die Lebenserwartung tatsächlich verbessern. Dank der Daten zu Krebstodesfällen, die von französischen Regierungsbehörden (auf Grundlage ärztlicher Sterbeurkunden) gesammelt und der Internationalen Agentur für Krebsforschung (International Agency for Research on Cancer, IARC) in Lyon bereitgestellt wurden, können Wissenschaftler die Entwicklung der Sterblichkeitsrate vergleichen. So stieg in Frankreich die Sterblichkeitsrate durch Brustkrebs zwischen 1960 und 1995 an, fiel aber danach wieder. De facto hat sich aber in den letzten sechzig Jahren die Sterblichkeitsrate aufgrund von Krebs pro 100 000 Männer oder Frauen eines bestimmten Alters kaum verändert.

Zytostatika werden immer toxischer

Seit den 1980er-Jahren werden Chemotherapien immer aggressiver – mit dem Ziel, immer mehr Krebszellen zu vernichten. In den ersten beiden Phasen klinischer Studien (den Phasen I und II) wird versucht, die maximal tolerierbare Dosis (MTD) zu ermitteln. Die verabreichte Dosis wird dabei schrittweise erhöht, bis sie knapp unterhalb der tödlichen Grenze liegt. Die Hälfte aller Nebenwirkungen von Medikamenten werden in der Onkologie verzeichnet – im Rahmen der Krebsbehandlung gilt das Auslösen schwerer gesundheitlicher Schäden als hinnehmbar! Inzwischen wurden Medikamente entwickelt, die Übelkeit und Erbrechen lindern, damit die Patienten besser durch die Chemotherapie kommen und um die Toxizitätsschwelle zu umgehen.

Ein anderes vielversprechendes Beispiel ist die Knochenmarktransplantation. Patienten, die an fortgeschrittenem Krebs oder akuter Leukämie leiden, werden in einer sterilen Umgebung versorgt. Nahrung und Luft werden von Keimen gereinigt; ein Zytostatikum wird in hohen Dosen intravenös verabreicht. Das Zytostatikum tötet nicht nur die Krebszellen, sondern auch gesundes Knochenmark, in dem Erythrozyten, Leukozyten sowie Thrombozyten gebildet werden. Im Glücksfall erhalten die Patienten von einem kompatiblen Spender eine Knochenmarkperfusion, damit ihr Körper wieder gesunde Blutzellen bilden kann. Hiermit soll erreicht werden, dass ein Immunsystem, das nie mit der Krankheit in Kontakt gekommen ist und nicht durch eine Chemotherapie geschwächt wurde, den Krebs wieder unter Kontrolle bringt. Die Zellen des neuen Knochenmarks verteilen sich im Blut der Patienten, siedeln sich in den Markhöhlen der Knochen an und beginnen, neue funktionstüchtige Zellen zu bilden. Trotz aller Vorsichtsmaßnahmen ist dieses Verfahren jedoch nach wie vor aufgrund des hohen Infektionsrisikos riskant. Aus diesem Grund kommt eine Knochenmarktransplantation nur noch bei aggressiven Leukämien, Myelomen und Lymphomen zum Einsatz.

In meiner Zeit als junger Onkologe wurde metastasierter Dickdarmkrebs mit 5-Fluorouracil behandelt – einem Zytostatikum aus den 1950er-Jahren, dessen Wirksamkeit nie bezweifelt wurde. Seitdem wurden aggressivere Medikamente in das Therapieschema mit aufgenommen: zunächst Cisplatin, dann Irinotecan oder Oxaliplatin. Diese neue Kombination verlängert das krankheitsfreie Überleben (DFS), d. h. es sprechen mehr Tumore auf die Behandlung an und sie werden kleiner. Auch der Rückfall tritt später ein als bei der alleinigen Behandlung mit 5-Fluorouracil. Es kann jedoch nicht mit Sicherheit gesagt werden, dass die Überlebensdauer verlängert wird, weil die Toxizität der Behandlung deutlich zugenommen hat.

Heute wird in den meisten klinischen Studien ausschließlich der Zeitpunkt des Rückfalls und nicht das Gesamtüberleben untersucht. Dadurch werden die Studien kürzer und kostengünstiger, da sie keine Nachsorge der Patienten bis zum Tod umfassen. Vor allem sind sie für die Hersteller weniger riskant, denn sie können ihr Medikament leichter registrieren lassen.

Was ist über Spontanheilungen von Krebs bekannt?

Es gibt zigtausend Studien, in denen dieses oder jenes Molekül der Chemo- oder Immuntherapie getestet wurde. Diese Studien sind notwendig, damit ein Arzneimittel offiziell zugelassen wird und die Krankenkassen die Behandlung damit übernehmen. Aber wie sieht es mit Spontanheilungen von Krebs aus?

Und was passiert, wenn ein Patient die Behandlung ablehnt? Lassen Sie uns einen Blick in die Vergangenheit werfen, um Klarheit zu schaffen.

Anfang der 1960er-Jahre durchforstete ein Forscherteam das Archiv des Middlesex Hospital in England und analysierte anschließend 356 Fälle von Frauen, die zwischen 1805 und 1933 an fortgeschrittenem Brustkrebs operiert worden waren.[40] Da noch mittels Biopsie gewonnene Tumorextrakte vorhanden waren, konnten diese Proben erneut untersucht werden: Die ursprünglichen Diagnosen wurden bestätigt. Die meisten Patientinnen hatten große Brustläsionen und klagten über Schmerzen oder Blutungen, die sich über mehrere Jahre entwickelt hatten. Diese Frauen litten an schwerem und fortgeschrittenem Brustkrebs – die Hälfte von ihnen berichtete von Symptomen, die mehr als drei Jahre zurücklagen. Sie alle erhielten als einzige Behandlung Morphin. Die Hälfte der Patientinnen war vier Jahre nach Ende der Behandlung noch am Leben, 5 % noch nach zehn Jahren, ohne dass sie die derzeit übliche Behandlung erhalten hätten. Bei Krebs handelt es sich also nicht zwangsläufig um eine aggressive Erkrankung.

Für dieses Kapitel habe ich nach Daten über den Verlauf von Darm- oder Nierenkrebs ohne Chemotherapie gesucht. Es gibt keine.

Verstehen Sie mich bitte nicht falsch: Chemotherapie kann in manchen Fällen Wunder wirken. Sie kann das Leben todkranker Patienten um mehrere Jahre verlängern. Doch das ist leider selten der Fall. Dieser Umstand allein sollte uns zu Bescheidenheit und Vorsicht mahnen. Doch das Gegenteil ist der Fall.

Singulett-Sauerstoff: ein Super-Oxidationsmittel

Die Wirkungsweise der Chemotherapie und der Strahlentherapie beruht auf der Bildung von zwei Super-Oxidationsmitteln im Körper: Ozon und Singulett-Sauerstoff.

An dieser Stelle ist ein Abstecher in die Quantenphysik nötig, um zu verdeutlichen, wie Chemotherapie wirkt.

In der Welt der Quantenphysik können sich Teilchen gleichzeitig an verschiedenen Orten befinden und um die eigene Achse drehen. Elektronen, Protonen und Neutronen drehen sich also um sich selbst, entweder in eine Richtung oder in die entgegengesetzte Richtung. Physiker bezeichnen dies als *Spin* (von englisch, zu deutsch »drehen«).

Die chemische Reaktivität von Atomen unterscheidet sich radikal je nach Spin der äußeren Elektronen. Der Spin erklärt auch, warum Sauerstoffgas in zwei sehr unterschiedlichen Zuständen existiert: als Singulett-Sauerstoff und als Triplett-Sauerstoff. Der eher träge Triplett-Sauerstoff ist die stabilste und am häufigsten vorkommende Form, während Singulett-Sauerstoff sehr reaktiv ist und eine sehr kurze Lebensdauer hat.

Ich sitze beim Schreiben dieses Buches an einem Holztisch. Das Holz ist von der Atmosphäre umgeben, die reich an Dioxid im Triplett-Zustand ist, und trotzdem brennt es nicht. Damit Holz brennt, darf Sauerstoff nicht in seinem Triplett-Zustand, sondern muss in seinem Singulett-Zustand vorliegen. Erhitzt man den Sauerstoff mit einem Streichholz, lassen sich dessen Quantenstruktur und der Spin seiner Elektronen verändern: Er wird zu Singulett-Sauerstoff. Der Singulett-Sauerstoff und der Kohlenstoff im Holz reagieren zu Kohlendioxid und setzen dabei große Mengen an Wärme frei.

Singulett- und Triplett-Sauerstoff haben die gleiche physikalische Formel, bekannt als [O_2]. Sie unterscheiden sich allein durch den Spin ihrer Elektronen. Im Singulett-Zustand [$^1O_2$] bilden zwei Elektronen mit der höchsten Energie ein Paar. Ein Elektron rotiert in eine Richtung, während sich das zweite in die entgegengesetzte Richtung dreht. Im Triplett-Zustand [$^3O_2$] drehen sich dagegen beide Elektronen in die gleiche Richtung. Das Anzünden eines Streichholzes reicht aus, um Triplett-Sauerstoff in Singulett-Sauerstoff zu verwandeln.

$$[^3\mathbf{O}_2] + \textbf{Energie} = [^1\mathbf{O}_2]$$

Im Labor führt die Infrarotbestrahlung von gasförmigem Sauerstoff in Gegenwart eines organischen Farbstoffs, der als Sensibilisator fungiert (Bengalrosa, Methylenblau oder Porphyrin), zur Bildung von Singulett-Sauerstoff.

Im Überschuss reagiert Singulett-Sauerstoff mit Wasser und bildet Ozon (O_3) und Wasserstoffperoxid (H_2O_2). Ozon ist ein starkes Oxidationsmittel. Die Ozonbelastung führt dazu, dass Moleküle wie DNA oder Proteine oxidieren und zerstört, während Kohlendioxid und Stickstoff gebildet werden. In Gegenwart von Ozon verbrennt organisches Material und hinterlässt keine Rückstände.

Wie die Chemo- oder die Strahlentherapie sind auch Singulett-Sauerstoff und sein Derivat, das Ozon, äußerst reaktiv: Sie schädigen die DNA und zerstören Zellen durch Hitzeeinwirkung. Die Moleküle in Chemotherapeutika sind oxidierend, sehr reaktiv und instabil. Sie synthetisieren Singulett-Sauerstoff und töten dadurch sowohl gesunde Zellen als auch Tumorzellen ab.[41]

Genau wie die zytotoxische Chemotherapie verursacht auch die Röntgenbestrahlung DNA-Brüche, die zu irreparablen Schäden und zum Zelltod führen. Seit den 1930er-Jahren wissen Strahlentherapeuten, dass Tumore, die gut mit Sauerstoff versorgt werden, stärker auf die Strahlentherapie reagieren. Die Zerstörung von Tumorzellen durch Strahlentherapie in gut durchbluteten Bereichen kann bis zu dreimal höher sein als in einem schlecht durchbluteten Teil des Tumors. Aus diesem Grund ist die Strahlentherapie bei der Behandlung der gut durchbluteten Peripherie eines Karzinoms wirksamer als in dessen anoxischem Zentrum.

Bei einer entsprechend hohen Konzentration an Singulett-Sauerstoff reicht die Ozon-Menge aus, um DNA, Proteine und Membranen zu zerstören. Rückstandsfrei. Nach mehreren Wochen kann ein Onkologe dann beim Abtasten feststellen, dass das Karzinom immer weicher wird.

Singulett-Sauerstoff hat aber noch eine andere Wirkung. Er verstärkt die Sauerstoffverwertung in den Mitochondrien. Er ist so reaktiv, dass die Mitochondrien mehr Energie produzieren. Der Tumor scheidet seine Entropie in Form von Wärme aus und hört auf zu wachsen. Trotz ihrer Wirksamkeit führt die Behandlung nicht zur Heilung. Irgendwann beginnt der Krebs wieder zu wachsen.

Immuntherapie

Die erste Immuntherapie wurde Ende des 19. Jahrhunderts von William Bradley Coley entwickelt, einem US-amerikanischen Orthopäden, der am New York Cancer Hospital tätig war. Er injizierte Krebspatienten Giftstoffe. Die Patienten entwickelten daraufhin hohes Fieber, sodass sich die Tumore zurückbildeten, bis sie nach einigen Wochen ganz verschwunden waren. Coleys Erkenntnisse wurden nie reproduziert. Bis heute ist nicht bekannt, was genau er seinen Patienten injiziert hat. Das Interesse an der Immuntherapie wurde in den 1960er-Jahren durch die Arbeit des Onkologen Georges Mathé neu entfacht, der Patienten mit Blasenkrebs den *Bacillus Calmette-Guérin* (BCG, der Tuberkulose-Impfstoff) injizierte. Die Patienten entwickelten anschließend akute Schmerzen, wie bei einer Blasenentzündung. Oberflächliche Karzinome, die auf die Innenseite der Blase beschränkt waren, bildeten sich zurück. Bei tiefen Läsionen oder Metastasen erwies sich die Behandlung jedoch als unwirksam. Es wurde heiß diskutiert, ob die beobachteten Verbesserungen auf eine spezifische Wirkung des Immunsystems oder auf die durch die BCG-Injektion hervorgerufenen lokalen Entzündungen zurückzuführen waren. Die Injektion von anderen Keimen oder von Scheuermitteln führte zu ähnlichen Ergebnissen. Es ist also die Reizung, die das Krebswachstum hemmt. BCG wirkt nicht bei Krebs mit Fernmetastasen und ist nur aufgrund seiner lokal reizenden Wirkung tatsächlich wirksam.[42]

Versuche, das Immunsystem zu stimulieren, um Krebs zu bekämpfen, haben zu bedeutenden Forschungsergebnissen geführt. Behandlungen mit Interleukin oder Interferon (Medikamente, die die Lymphozyten stimulieren) wurden in den 1990er-Jahren häufig durchgeführt, konnten den Krebs jedoch nicht eindämmen. In jüngerer Zeit haben Forscher versucht, Lymphozyten von Krebspatienten zu züchten, sie mit Wachstumsfaktoren zu stimulieren und sie dann den Patienten erneut zu injizieren – in der Annahme, dass diese stimulierten Lymphozyten die Erkrankung wirksamer bekämpfen würden.[43] Die Nebenwirkungen waren jedoch schwerwiegend und das klinische Ergebnis hielt sich in Grenzen.

Ein Teil der Forschung ist der Meinung, dass das bescheidene Ansprechen auf diese Eingriffe in die Immunabwehr auf das Fieber zurückzuführen sei. Interleukine, Zytokine oder der Transfer aktivierter Lymphozyten – alle diese Immunbehandlungen lösen eine Hyperthermie aus. In diesem Sinne handelt es sich hierbei also um eine Renaissance von Coleys Hypothese: Hyperthermie kann das Krebswachstum hemmen.

Die molekulare Analyse von Tumoren lässt einen aktivierten Stoffwechselweg erkennen, der für die Zellproliferation verantwortlich ist. Krebszellen nehmen vermehrt Wachstumsfaktoren auf, wobei Inhibitoren diesen Weg blockieren können. 1984 entdeckten US-amerikanische Forscher, dass bestimmte Brustkrebszellen das Gen HER2/neu exprimieren, das für das Protein c-erbB-2 kodiert: ein Rezeptor für einen Wachstumsfaktor, der die Krebszelle anregt, sich zu vermehren. Ein amerikanisches Biotechnologieunternehmen, Genentech, setzte auf dieses c-erbB-2-Protein, um das Krebswachstum zu hemmen. Acht Jahre später, 1992, startete Genentech die erste klinische Studie mit Herceptin, das 1998 dann auch von der FDA zugelassen wurde. Dieses Medikament hat sich zu einem Kassenschlager entwickelt, der Gewinne in

Milliardenhöhe in die Kassen abwirft. Wird Herceptin als Monotherapie verschrieben, hat es keine Auswirkungen auf das Krebswachstum. Es muss noch mit einer Chemo- oder Immuntherapie kombiniert werden, um metastasierten Brustkrebs zu behandeln.[44] Außerdem wurde in klinischen Studien über Fälle von Herzinfarkt und Herzinsuffizienz berichtet, insbesondere über eine verminderte linksventrikuläre Ejektionsfraktion. Herzzellen exprimieren nämlich das Protein c-erbB-2, das sie für ihre Funktion benötigen.

Trotz einer breiten Verabreichung von Herceptin ist die Zahl der Todesfälle durch Brustkrebs nicht deutlich zurückgegangen – dies bestätigt auch die Internationale Agentur für Krebsforschung (International Agency for Research on Cancer, IARC) in Lyon. Dieser Wirkstoff hat anscheinend nicht den erwarteten Nutzen gebracht, ebenso wenig wie andere neuere Wirkstoffe, die ebenfalls auf das Onkogen HER2/neu abzielen.

Seit den 2000er-Jahren wurden neue Immuntherapien entwickelt, für die heftig die Werbetrommel gerührt wurde. Mit monoklonalen Antikörpern lassen sich diffuse Tumore angreifen, indem sie die Leukozyten stimulieren, die dadurch besser gerüstet sind, Krebszellen zu bekämpfen. Ich habe von Kollegen gehört, dass mehrere Patienten mit metastasiertem Melanom (Hautkrebs), das früher schnell tödlich endete, noch lange damit gelebt haben – ein echter Fortschritt! Aber Wissenschaftler können nicht sagen, warum Melanome darauf besser reagieren als andere Tumore. Versuche bei Bauchspeicheldrüsenkrebs oder Glioblastom (Hirntumor) sind gescheitert. Einige Monate lang bildeten sich die Tumore zurück, wobei die meisten Patienten jedoch unter schweren Nebenwirkungen litten, da die Leukozyten auch gesundes Gewebe angreifen.[45] Dieser vielversprechende Ansatz ist also weit weniger revolutionär, als es zunächst den Anschein hatte. Die Ansprechrate scheint in der gleichen Größenordnung zu liegen wie bei früheren zytotoxischen Chemotherapien. Denn das Ansprechen auf die Immuntherapie ist nur begrenzt und vorübergehend.

Heutzutage gilt die Immuntherapie als Routineverfahren.

Inzwischen hat sich die Immuntherapie als Routinebehandlung durchgesetzt. Sie ist an die Stelle jener Chemotherapeutika getreten, die aus den Arzneibüchern verschwunden sind – wahrscheinlich, weil sie zu alt und zu billig waren.

Darüber hinaus wurden die Verfahren zur Validierung von Behandlungen verschlankt:

Es muss nicht mehr nachgewiesen werden, dass die Behandlung Leben rettet und wirksamer ist als frühere Methoden; es reicht aus, nachzuweisen, dass der Tumor auf die Behandlung anspricht. Die Dauer dieses Ansprechens und die Steigerung der Lebenserwartung sind nicht mehr von Interesse. Wobei an dieser Stelle darauf hingewiesen werden muss, dass die jüngsten, uns zur Verfügung stehenden Daten aus dem Jahr 2020 stammen. Wir sind daher nicht in der Lage, die tatsächlichen Auswirkungen dieser innovativen Therapien richtig einzuschätzen.

Eine andere Lösung zur Bildung von Singulett-Sauerstoff

Eine Immuntherapie hat zum Ziel, das Immunsystem zu stimulieren, damit es neue Feinde wie beispielsweise Krebszellen angreift. Bei den meisten Molekülen handelt es sich um Antikörper, die es den Leukozyten ermöglichen, die Melanomzellen anzugreifen, zu töten und zu fressen. Immuntherapien werden nicht besser vertragen als die einstigen Chemotherapien, weil diese aktivierten Leukozyten die Lunge, die Gelenke und sogar das Gehirn von Patienten befallen und zerfressen können.[46]

Die durch die Immuntherapie aktivierten Leukozyten greifen die Krebszellen an. Sie binden sich an die anvisierte Tumorzelle und töten sie ab. Auch in diesem Fall rückstandsfrei. Die Tumorzelle ist verschwunden, ihre organische Substanz verschwindet in Form von Kohlendioxid und Wasser. Die Leukozyten nutzen ihre Chlormoleküle, um Chlordioxid zu synthetisieren, auf das wir in Kapitel 4 zurückkommen werden.

Hormontherapie

Ganz anders verhält es sich bei der Hormontherapie und den zielgerichteten Therapien: Es geht nicht mehr darum, den Krebs zu vernichten, sondern sein Wachstum zu hemmen. Schon lange ist bekannt, dass Kastration das Wachstum von Brust- oder Prostatakrebs verlangsamt.

Brust-, Prostata- und Gebärmutterkrebs reagieren auf Hormone. Brustkrebs tritt daher häufiger bei Frauen auf, die einen erhöhten Östrogenspiegel haben (östrogenhaltige Nahrungsergänzungsmittel, die zur »Behandlung« der Wechseljahre eingesetzt werden, erhöhen das Risiko für Brust- und Gebärmutterkrebs). Vorzeitige Pubertät, späte Wechseljahre und eine begrenzte Anzahl von Schwangerschaften sind bekannte Risikofaktoren für die Entwicklung dieses bösartigen Tumors.

Bei Männern verhält es sich ähnlich: Ein erhöhter Testosteronspiegel verstärkt das Risiko für ein Adenokarzinom der Prostata.

Ende des 19. Jahrhunderts hat man tatsächlich angefangen, die für die Hormonbildung zuständigen Organe (Eierstöcke oder Hoden) operativ zu entfernen – diese Praxis wurde inzwischen jedoch aufgegeben. Mittlerweile wurden mehrere Strategien entwickelt, um Östrogen oder Testosteron zu eliminieren: chemische Kastration durch Ruhigstellung der Keimdrüsen, Antiöstrogene, Antiandrogene oder Arzneimittel, die die Synthese von Sexualhormonen stören.

Alle diese Behandlungen sind wirksam, die Ärzte wählen diejenige davon aus, die am wenigsten Schaden anrichtet. Zur Überraschung der Wissenschaft ist die Ansprechrate auf physische Kastration, Antiöstrogene und Antiprogesterone identisch. Trotz ihrer sehr unterschiedlichen Formeln scheinen diese Moleküle also einen ähnlichen Wirkmechanismus zu haben.

Allerdings sprechen nicht alle Frauen mit metastasiertem Brustkrebs auf eine Sterilisation an. In meiner Zeit an der medizinischen Fakultät wurden ihnen Androgene verschrieben, wodurch die Tumormasse zwar zurückging, doch die Nebenwirkungen schrecklich waren (Bartwuchs, Stimmungsschwankungen usw.). Heute klagen die Patientinnen über Hitzewallungen wie in den Wechseljahren, Gelenkschmerzen und Müdigkeit. Trotz dieser Nebenwirkungen ist eine Hormontherapie deutlich besser verträglich als eine Chemotherapie. Bei Progesteronrezeptor-positivem Brustkrebs oder metastasiertem Prostatakrebs ist eine Hormontherapie eine sinnvolle Therapiealternative. Sie verhindert die Gärung von Krebszellen, ihre Wirkung ist jedoch nicht von langer Dauer.

Zielgerichtete Therapien

Zielgerichtete Therapien ähneln einer Hormontherapie: Allerdings liegt hier der Fokus auf den Wachstumsfaktoren, die das Tumorwachstum stimulieren, und nicht auf den Sexualhormonen. Das Prinzip bleibt jedoch dasselbe, nämlich das zu hemmen, was das Krebswachstum fördert. Ich war beeindruckt von den Ergebnissen der neuen Arzneimittel, die auf die abnormen biochemischen Stoffwechselwege von Krebs einwirken. Zum Zeitpunkt der Diagnose wird ein Teil des Tumors entfernt und mithilfe moderner molekularbiologischer Techniken analysiert. Die molekularen Mechanismen, die den Stoffwechsel von Tumoren ankurbeln, werden visualisiert und können dann gezielt mit Medikamenten ins Visier genommen werden.

Von der zytotoxischen Chemotherapie, die wahllos alle Zellen, ob Tumor oder nicht, angreift, ist man allmählich zu gezielten Behandlungen übergegangen. Bei gewissen Krebsarten mit einem bestimmten Stoffwechsel wird durch eine Biopsie ein Fragment des Tumors entnommen, das dann einer Erbgutanalyse unterzogen wird. In bestimmten Fällen ist es möglich, die spezifischen Stoffwechselwege, die aktiviert werden, zu ermitteln, um sie dann mit einem Medikament der neuesten Generation zu blockieren. Hierbei handelt es sich um eine metabolische Therapie, da sie die Energieversorgung des Tumors blockiert. Tagrisso wird bei Lungenkrebs verschrieben und hemmt die Expression des *Epithelial Growth Factor Receptor* (EGFR) im Tumor. Es ist, als würde man den Krebs aushungern. Dies erklärt den Zusammenhang mit der metabolischen Therapie, auf die ich in Kapitel 4 zurückkomme. Mit Tagrisso werden die Wachstumsfaktoren gehemmt, während mit der von uns empfohlenen Low-Carb-Diät die Zuckermenge, die das Tumorwachstum ankurbelt, reduziert werden soll. Zielgerichtete Therapien können im Anschluss an die Glukose wirken, indem sie die Wege blockieren, die den Stoffwechsel des Tumors befeuern. Ein Wirkmechanismus, der auch bei Methylenblau und Chlordioxid zu finden ist (siehe Kapitel 4). Im Gegensatz zu diesen beiden Medikamenten sind gezielte Therapien jedoch oft sehr teuer, da sie durch Patente geschützt sind.

Die große Illusion der Früherkennung

Nicht alle Krebspatienten sterben auch an Krebs. Diejenigen, die ihre Krebserkrankung überlebt haben, litten einfach nicht an einer aggressiven Form von Krebs. Der Anteil der Frauen, die Brustkrebs überleben, ist sprunghaft angestiegen. Die Überlebensrate bei Brustkrebs im Frühstadium liegt nach fünf Jahren bei über 90 %. Hinter verschlossenen Türen kommen inzwischen aber auch Zweifel auf. Hatten diese Patientinnen wirklich Krebs? Hat sich ihre Behandlung gelohnt? Hilft Früherkennung, die aggressivsten Formen zu verhindern?

Frauen im Alter zwischen 50 und 74 Jahren wird eine Mammografie zur Früherkennung alle zwei Jahre routinemäßig nahegelegt. So soll lokal begrenzter

Brustkrebs erkannt werden, bevor er metastasiert. In Deutschland trat 2015 das Präventionsgesetz zur Stärkung der Gesundheitsförderung und der Prävention in Kraft, das unter anderem Früherkennungsuntersuchungen fördert. In Frankreich sogar schon drei Jahre früher. Im Rahmen dessen werden niedergelassene Ärzte ermutigt, Untersuchungen zur Früherkennung durchzuführen (und erhalten Prämien, wenn sie die Ziele erreichen).

Ein Großteil der Bevölkerung hält Vorsorgeuntersuchungen für sinnvoll. Und die Patientinnen sind dankbar dafür, dass ihre Krebserkrankung behandelt und geheilt wurde, wobei sie von einer aggressiven Form ausgegangen sind. Angesichts dieses Wachstumsmarktes lacht sich die Pharmaindustrie währenddessen ins Fäustchen. Und die Ärzteschaft hat das Gefühl, den Patienten zu helfen, und genießt außerdem finanzielle Vorteile, die mit der Verordnung von Chemo- und Strahlentherapiesitzungen einhergehen. In der Realität verhält es sich jedoch ganz anders: In randomisierten Studien konnte nicht nachgewiesen werden, dass das Mammografie-Screening die Sterblichkeitsrate senkt.[47]

Laut den medizinischen Lehrbüchern dauert es Jahre, bis sich Brustkrebs entwickelt. Je früher er diagnostiziert wird, desto besser die Prognose. Auf dieser

Annahme basierend wurden die Screening-Kampagnen entwickelt.

Nun kann es durchaus sein, dass diese Einschätzung falsch ist. Denn aggressive Krebserkrankungen entwickeln sich innerhalb weniger Wochen oder Monate – und nicht über mehrere Jahre.

Durch das Abtasten der Brust und die Mammografie werden immer mehr Krebserkrankungen entdeckt. Aber die große Mehrheit ist nicht aggressiv, und diejenigen, die wirklich aggressiv sind, gehen dem medizinischen Fachpersonal durch die Lappen. In zahlreichen Studien wurden Frauen, die sich jährlich einer Mammografie unterzogen haben, mit einer Kontrollgruppe verglichen (bestehend aus Frauen, die nur dann einen Arzt aufsuchen, wenn sie in der Brust eine tastbare Masse feststellen). Die Überlebensrate beider Gruppen war identisch.

Die perfekte Vorsorge gibt es nicht

Es wurden mehrere klinische Studien mit Hunderttausenden von Patienten durchgeführt, um den Nutzen der Krebsvorsorge, insbesondere durch Ernährung, zu beurteilen. All diese Studien sind kläglich gescheitert.

Anfang der 1990er-Jahre starteten US-Amerikaner die *Women Health Initiative* (eine 500-Millionen-Dollar-teure Studie), um herauszufinden, ob eine fettarme Ernährung das Brustkrebsrisiko senkt. Es wurden zwei Studiengruppen gebildet: Bei den Frauen der ersten Gruppe wurde der Fettgehalt ihrer Ernährung um die Hälfte reduziert und durch einen höheren Verzehr von Gemüse und Ballaststoffen ausgeglichen. Die Frauen in der Kontrollgruppe ernährten sich normal. Sieben Jahre später war die Krebsinzidenz in beiden Gruppen gleich hoch. Trotz der Ergebnisse dieser Studie empfehlen die Gesundheitsbehörden weiterhin fünf Portionen Obst und Gemüse pro Tag.

Auch Studien, bei denen die Wirkung von Nahrungsergänzungsmitteln oder Vitaminen zur Krebsvorbeugung untersucht wurde, endeten mit einem negativen Ergebnis. Das hindert viele Hersteller jedoch nicht daran, Nahrungsergänzungsmittel wegen ihrer vorbeugenden Wirkung feilzubieten!

Sollte die Ernährung bei Krebs tatsächlich eine Rolle spielen, dann aufgrund ihrer Auswirkungen auf den Stoffwechsel. Bereits 1928 konnte Anna Goldfelder, eine Wegbereiterin im Bereich der Forschung zum Krebswachstum, nachweisen, dass Tumore bei einer zuckerreichen Ernährung schneller wachsen. Wäre

Krebs eine Pflanze, dann wäre Zucker für ihn der ideale Dünger.[48] Eine Studie aus dem Jahr 1947 bestätigte diese Hypothese, indem sie zwei Gruppen von Mäusen beobachtete: Die Mäuse der ersten Gruppe erhielten zuckerarme Nahrung, die Mäuse der zweiten Gruppe dagegen zuckerreiche. Drei Monate später ging es den Mäusen der ersten Gruppe weiterhin gut, während in der zweiten Gruppe 26 Tumore festgestellt wurden. In einer identischen Konfiguration wurden zwei weitere Gruppen von Mäusen einem starken Karzinogen ausgesetzt. 60 Wochen später wurden in der ersten Gruppe der zuckerarmen Ernährung elf Tumore festgestellt, in der zweiten Gruppe waren es 32.[49]

Ohne den Einfluss krebserregender Substanzen aus der Nahrung oder anderen Quellen vernachlässigen zu wollen, stellen viele Patienten einen Zusammenhang zwischen ihrer Krebserkrankung und einem persönlich belastenden Ereignis her – sei es auf beruflicher Ebene (Entlassung oder Stress am Arbeitsplatz) oder privat (Scheidung, Trauerfall usw.). Ich persönlich halte diesen Zusammenhang für entscheidend, da Stress den Stoffwechsel beeinflusst. Bei einer Panikattacke schlägt das Herz schneller, die Herzfrequenz erhöht sich und der Stoffwechsel wird beeinträchtigt.

Dabei dürfen wir auch nicht vergessen, dass Krebs überwiegend ältere Menschen betrifft: Zwei Drittel aller Krebserkrankungen treten nach dem 70. Lebensjahr auf. Ein Faktor, den Epidemiologen gerne außer Acht lassen. Allgemein wird davon ausgegangen, dass eine Alzheimer-Erkrankung oder ein Herzinfarkt Alterskrankheiten sind, Krebs jedoch nicht. Älter zu werden bedeutet, dass einem Anstrengungen immer schwerer fallen, der Energiestoffwechsel lässt mit den Jahren zunehmend nach, Mitochondrien arbeiten träger. Olympiasieger sind meistens sehr jung, nur selten älter als 30 Jahre. Die Preisträger der Fields-Medaille, der höchsten wissenschaftlichen Auszeichnung, die ein Mathematiker erhalten kann, sind nicht älter als 40 Jahre.

Natürlich erkranken bisweilen auch Jugendliche an Krebs, genauso wie es frühe Fälle von Alzheimer oder Herzinfarkten gibt, doch diese frühen Krebserkrankungen sind in der Regel genetisch bedingt. Beispielsweise ist das BRCA1-Gen (*Breast Cancer 1*) für erblich bedingten Brustkrebs verantwortlich. Dieses abnorme Gen wirkt auf den Stoffwechsel, also auf die Mitochondrien.[50] So, als würde die Patientin schneller altern.

An dieser Stelle möchte ich betonen, dass es mir nicht darum geht, die Auswirkungen krebserregender

Stoffe zu leugnen, die es nun einmal gibt. Aber der Wirkmechanismus dieser Moleküle beruht auf einer Stoffwechselstörung. Nehmen wir zum Beispiel Tabak: Lange Jahre wurde die von Zigaretten ausgehende gesundheitliche Gefährdung dem darin enthaltenen Teer zugeschrieben. Aus diesem Grund hat die Tabakindustrie versucht, den Teergehalt ihrer Produkte durch Hinzufügen von Filtern zu reduzieren. Ohne nennenswerte Wirkung, da der Teer wahrscheinlich gar nicht der Übeltäter war. Übrigens wurde Psoriasis mit Teersalben behandelt, was zu einer deutlichen Verbesserung der Symptome führte. Vor allem aber löst die alleinige Anwendung von Teer auf der Haut keinen Krebs aus.

Tabak allein ist auch nicht gefährlich – gefährlich sind die Stoffe, die bei seiner Verbrennung entstehen. Haschisch zu rauchen ist genauso schädlich wie Zigaretten zu rauchen. Tabak zu schnupfen oder zu kauen, wie es früher üblich war, ist wahrscheinlich auch nicht wirklich bedenklich. Erst das bei der Verbrennung von Tabak entstehende Kohlendioxid greift die Mitochondrien von Rauchern an, was den Energiestoffwechsel beeinträchtigt und zu vorzeitiger Alterung führt.[51] Lungenkrebs wird ebenfalls durch Stoffwechselstörungen verursacht.

All das ist wissenschaftlich belegt, doch Menschen wollen wissen, was sie konkret tun können, um ihr Krebsrisiko zu senken. In der Praxis rate ich, nicht zu rauchen, Stress zu vermeiden, vor allem auf das Gewicht zu achten (es sogar zu reduzieren) und weniger Kohlenhydrate zu sich zu nehmen. Aber ich empfehle auch, diesen Kriterien nicht allzu viel Bedeutung beizumessen. Denn leider musste ich schon zu oft miterleben, wie Patienten sich auf der Suche nach der idealen Vorbeugung zugrunde gerichtet haben. Bis heute kann man sich nicht schützen.

Das Problem mit den klinischen Studien

Klinische Studien durften lange Jahre nur von Universitäten durchgeführt werden, mit dem Ziel, die Wissenschaft voranzubringen. Heutzutage muss ein Prüfarzt Zehntausende von Dollar pro Patient bezahlen, da er selbst für alle klinischen und radiologischen Untersuchungen aufkommen muss. Auch klinische Zentren müssen für ihre Leistungen entlohnt werden. Dabei geht es darum, die mit der Verordnung verbundenen Risiken (Phase-I-Studie zur Bestimmung der Toxizität der Dosis) und die Wirksamkeit der Behandlung (Phase-II-Studie) festzustellen. Verabreicht wird die höchstmögliche Dosis, um ein Ansprechen des Tumors nachzuweisen. Anschließend wird das neue Medikament mit bestehenden Behandlungen verglichen (Phase-III-Studie). Im Rahmen dieser Studien sollen Toxizität und Wirksamkeit zytotoxischer Medikamente beurteilt und nicht besser verträgliche Medikamente geprüft werden. Getestet wird ein einzelnes Medikament und nicht eine Kombination bestehender Substanzen.

Im Rahmen von klinischen Studien sollen Daten gesammelt werden, anhand derer das Medikament von den Gesundheitsbehörden zugelassen werden kann. Nach der Zulassung kann das Medikament auf den Markt gebracht und – in der Regel mit beträchtlichen Gewinnen – verkauft werden. Derzeit werden die meisten, wenn nicht sogar alle klinischen Studien von einer Industrie finanziert, die in erster Linie die FDA-Zulassung oder die Marktzulassung anstrebt, um ihr Medikament zu vertreiben.

Kampftüchtige Soldaten sind bereit, sich zu opfern. Krebspatienten wissen, dass ihre Tage gezählt sind, insbesondere dann, wenn sie schon zahlreiche Metastasen haben. Aber keiner von ihnen ist bereit, die ihnen verbleibende Lebenszeit mit sinnlosen Kämpfen, Wartezeiten, teuren und unwirksamen Behandlungen im Rahmen von sterilen klinischen Studien zu vergeuden. Heute handelt es sich bei einem Großteil der Studien um »Nichtunterlegenheitsstudien«, in denen nachgewiesen werden soll, dass ein neues Medikament nicht oder nur unbedeutend schlechter ist als die Referenzbehandlung.

Warum sollten gut informierte Patienten freiwillig an diesen kommerziellen klinischen Studien teilnehmen wollen?

Klinische Studien wären ohne Pharma-Sponsoring nicht möglich.

Studien mit der Absicht einer Wissenserweiterung sind heute nicht mehr möglich. Irgendjemand will immer Geld verdienen. Natürlich sind nicht alle Forschenden korrupt, die meisten versuchen, ihr Bestes zu geben. Wenn sie in der Hochschulwelt aufsteigen wollen, sind sie gezwungen, zu publizieren. Klinische Studien sind ohne das Sponsoring der Pharmakonzerne nicht mehr möglich. Außerdem dürfen Forschende keinen Konflikt mit ihren Sponsoren riskieren. Im Klartext heißt das, dass sie ohne die Unterstützung der Pharmaindustrie nicht publizieren können.

Ich bin ein in Frankreich angesehener Onkologe und habe mein Bestes gegeben, damit das, was ich meinen Probanden bieten kann, auch offiziell Anerkennung findet. Ich hatte endlose Unterredungen mit Vertretern von Gesundheitsbehörden oder klinischen Prüfärzten. Es gab keine abschlägigen Reaktionen, genauso wenig wie Zusagen voller Interesse. De facto gab es keinerlei Reaktion, sodass ich aufgehört habe, etwas in dieser Richtung zu unternehmen.

Die klinischen Studien, die durchgeführt werden müssten, sind nicht kompliziert. Es geht dabei nicht um die Suche nach feinen Unterschieden, sondern nach einem Unterschied zwischen Schwarz und Weiß, zwischen Leben und Tod. Bei Krebs im fortgeschrittenen Stadium sind die Aussichten nicht gut. Metastasierter Krebs endet tödlich, so wie Tuberkulose in den 1940er-Jahren.

1943 isolierte das Team um Prof. Selman Waksman von der Rutgers University in New Jersey (USA) in Zusammenarbeit mit der Pharmaindustrie ein Antibiotikum aus einem Pilz (Streptomycin). Im März 1944 konnte das Team nachweisen, dass Streptomycin gegen Tuberkulose Wirkung zeigt, nachdem vier Meerschweinchen im Labor geheilt wurden.[52] Im November desselben Jahres wurde die Substanz zum ersten Mal einer 21-jährigen Frau mit ausgedehnter Lungentuberkulose verabreicht.[53] Zwei Jahre später wurde die Behandlung von der FDA zugelassen und seitdem gilt Tuberkulose nicht mehr als tödlich.

Im Falle von Krebs bräuchte es dieselbe Energie, dieselbe Zusammenarbeit zwischen Forschung und Industrie. Zahlreiche Medikamente werden überhaupt nicht geprüft und in der Zwischenzeit müssen weitere Patienten sterben. Dabei ließe sich die Wirksamkeit einer Medikamentenkombination bei einer lebensbedrohlichen Krankheit so einfach feststellen.

Kapitel 4

Methylenblau und seine Verbündeten in der metabolischen Therapie

Es ist an der Zeit, die Art und Weise, wie wir Krebs begreifen und behandeln, radikal zu transformieren. Meine Teams und ich haben uns frühere Dokumente und Aufzeichnungen angeschaut, um zu begreifen, woran heutige Behandlungsmethoden scheitern. Es ging darum, die übereinstimmenden Aspekte aller Krebstherapien auszumachen, die anders angegangen wurden. Im Klartext: ein logischer Zusammenhang zwischen Otto Warburgs Krebsgärung, der von Szent-Györgyi nachgewiesenen Rolle der Elektronen und der Krebsbehandlung, wie sie von Jacobi und seinen Zeitgenossen vorgeschlagen wurde.

Krebs entsteht infolge einer Veränderung des Zellstoffwechsels, die durch eine Abnahme der elektronischen Leitfähigkeit verursacht wird. Forschung ist aufwendig, langwierig und Ergebnisse lassen sich nicht vorhersehen, währenddessen weitere Patienten sterben. Der in diesem Kapitel vorgestellte Therapieplan legt den Grundstein für eine radikale Veränderung in der Krebsbehandlung. Wobei ich ausdrücklich darauf hinweisen möchte, dass er nicht ANSTELLE einer Operation oder einer Chemotherapie angewendet werden sollte, wenn diese Behandlungen Wirkung zeigen. Außerdem darf dieser Therapieplan in Zukunft immer wieder verändert werden, wenn neue Arzneimittel auf den Markt kommen, die auf den Stoffwechsel einwirken, und die erwartbaren Ergebnisse noch verbessern könnten. Aber ich bin von der Stichhaltigkeit meiner Entdeckung so überzeugt, dass ich sie nicht länger der Öffentlichkeit vorenthalten will. Natürlich ist mir bewusst, dass ich nicht die in der Forschung festgelegte Reihenfolge einhalte und somit ein Risiko eingehe. Diese Behandlung hat nur ein Ziel: die Erkrankung zu stabilisieren, um Zeit zu gewinnen, ohne dass Patienten durch bereits bekannte schädliche Behandlungen immer hinfälliger werden. Es bleibt noch viel zu tun, bevor wir von wirklicher Heilung sprechen können.

Die Eckpfeiler der metabolischen Therapie

Wie ich bereits im Vorfeld beschrieb, entsteht Krebs infolge des Warburg-Effekts. Bei seiner Behandlung muss es also darum gehen, diesen Effekt auszuschalten, indem der Elektronenfluss gedrosselt und damit das Wachstum von Krebszellen gehemmt wird. Hierfür stehen uns mehrere Wege zur Verfügung.

Um die Elektronen direkt zu beeinflussen, greifen wir auf Moleküle zurück, die vor über einem Jahrhundert entdeckt wurden: Methylenblau oder Chlordioxid. Dank der Kombination zweier Nahrungsergänzungsmittel, Liponsäure und Hydroxycitrat, werden wir auch die Mitochondrien wieder in Fahrt bringen, um einen Stoffwechselstau zu verhindern. Sport ist ebenfalls ein Mittel, durch das sich die Aktivität der Mitochondrien steigern lässt, und schließlich lässt sich auch mit einer Ernährungsumstellung die Zufuhr von Elektronen verringern.

Allerdings stehen wir noch ganz am Anfang unserer Forschung. Ich weiß, dass die traditionelle Behandlung wirkt, aber auch, dass ich nicht in der Lage bin, metastasierten Krebs zu heilen – abgesehen von sehr seltenen Fällen. Mein Ansatz ist kein Allheilmittel, sorgt aber für eine gewisse Besserung. Er wurde zwar noch nicht im strengen Rahmen klinischer Studien überprüft, doch die Fallbeispiele sind dermaßen aussagekräftig, dass das die Allgemeinheit wissen sollte.

Methylenblau und Chlordioxid zur Aufnahme von Elektronen

Bei der metabolischen Therapie geht es darum, den Warburg-Effekt zu unterbinden. Dazu muss der für die Entstehung von Krebszellen verantwortliche Elektronenüberschuss reduziert werden, was mit den beiden Wirkstoffen gelingen kann, auf die wir hier näher eingehen.

Methylenblau

Methylthioniniumchlorid, auch bekannt als Methylenblau, ist ein Derivat des Phenothiazins. Genau wie Flavin-Adenin-Dinukleotid, abgekürzt FAD, kann es Elektronen aufnehmen und aus der Zelle entfernen, um die Entstehung von Krebszellen zu verringern.

Dieses Molekül ist sehr kostengünstig und lässt sich im Gegensatz zu Chlordioxid, auf das ich später noch eingehen werde, problemlos nutzen. Es ist in zwei Formen erhältlich: in einer sogenannten chemischen Form und in einer Darreichungsform, die zu 99 % rein und vor allem nicht von Schwermetallen verunreinigt ist. Letztere ist teurer und nur in Apotheken erhältlich. In Europa können Ärzte Methylenblau verschreiben, das in der Apotheke in Form von Kapseln zubereitet wird (kein Pharmaunternehmen vertreibt Fertigkapseln).

Bei der Ausarbeitung meines Therapieplans haben meine Teams und ich die Bandbreite an Wirkstoffen nach Molekülen durchforstet, die kaum oder nur geringfügig gesundheitsschädigend sind.

Die tödliche Dosis von Methylenblau bei Schafen liegt intravenös bei 42,3 mg/kg, bei Hunden bei 0,5 mg/kg (2 g/kg oral).

Beim Menschen kann eine intravenöse Dosis von 7 mg/kg Übelkeit und Erbrechen verursachen. In mehreren kürzlich durchgeführten Studien wurde die Verabreichung von Dosen von bis zu 250 mg pro Tag über mehrere Monate untersucht. Es wurden nur geringe Nebenwirkungen gemeldet, abgesehen einiger Fälle von Verwirrtheitszuständen in Verbindung mit der Einnahme von Antidepressiva.

Natürlich musste auch überprüft werden, ob Methylenblau tatsächlich die Vergärung von Glukose hemmt. Mit Ausnahme eines bereits in Kapitel 2 erwähnten Artikels aus dem Jahr 1957 wurde der Wirkstoff über Jahrzehnte weder untersucht noch gab es zu diesem Thema interessante Veröffentlichungen. Bis dann im Jahr 2020 Forschende des Wissenschaftszentrums PLOS im kanadischen Montreal nachgewiesen haben, dass Methylenblau den Warburg-Effekt und die Zellproliferation reduziert.[54] Erst kürzlich, im Jahr 2024, konnte ein anderes kanadisches Team nachweisen, dass oral verabreichtes Methylenblau das Wachstum von Eierstocktumoren bei Mäusen hemmt.[55]

Es braucht den Mut der Patienten und der Ärzte, alte Medikamente wieder auf den Tisch zu bringen. Unsere Krebspatienten haben zunächst eine niedrige Dosis (75 mg pro Tag) eingenommen. Das Sicherheitsprofil von Methylenblau ist bekannt, da diese Dosis bereits in mehreren klinischen Studien verwendet wurde. Die Patienten berichteten über keinerlei Nebenwirkungen mit Ausnahme einer Verfärbung des Urins. Zur Behandlung von langsam wachsenden Tumoren wie Prostatakrebs scheint eine Dosis von 75 mg pro Tag auszureichen. Bei begrenzten Tumoren und einem niedrigen Gleason-Score (niedriggradiges Karzinom) wird den Patienten oft eine aktive Überwachung mit regelmäßiger Messung des Tumormarkers PSA (Prostata-spezifisches Antigen) empfohlen. Wenn der PSA-Wert stabil bleibt, ist es unwahrscheinlich, dass der Tumor wächst. Daneben werden in regelmäßigen Abständen Rektaluntersuchungen und Biopsien durchgeführt.

Es gibt Patienten, die eine radikale Prostatektomie oder eine Strahlentherapie aufgrund der Nebenwirkungen ablehnen: Erstere führt zu Impotenz und sehr häufig auch zu Inkontinenz bei körperlicher Belastung (sogenannter Belastungsinkontinenz), die Durchfallepisoden oder Rektal- und Blasenblutungen nach sich ziehen kann. In diesen Fällen wird Methylenblau mit einer kohlenhydratarmen Diät, Liponsäure und Hydroxycitrat kombiniert. Die PSA-Werte bleiben stabil, der Tumor vergrößert sich nicht. Die Behandlung muss jedoch langfristig erfolgen, um erneutes Wachstum des Tumors zu verhindern.

Natürlich kann dieser Ansatz nur im Rahmen von randomisierten Langzeitstudien bestätigt oder widerlegt werden. Prostatakrebs verläuft häufig schleichend. Bisweilen leben ältere Männer mit langsam fortschreitendem Prostatakrebs noch lange und sterben schließlich an Altersschwäche oder einer anderen zwischenzeitlich aufgetretenen Erkrankung. Es ist weiterhin umstritten, ob eine Operation sehr früh oder erst bei einem deutlichen Fortschreiten der Erkrankung erfolgen sollte.[56]

Da die Dosis von 75 mg Methylenblau für aggressivere Tumore nicht ausreichte, haben sich einige Patienten für eine Erhöhung auf 1 g pro Tag in vier Einzeldosen entschieden. Diese Menge hatte sich bei der Behandlung von Malaria als unbedenklich erwiesen. Allerdings dauert die Behandlung von Malaria mit Methylenblau nur wenige Tage. Man darf nicht vergessen, dass Methylenblau eine synthetisch hergestellte chemische Verbindung ist, die wie alle Medikamente Nebenwirkungen hat. Es wird über die Niere intakt ausgeschieden und färbt den Urin blau. In hoher Dosierung kann es trotz leerer Blase das Gefühl eines starken Harndrangs auslösen. Innerhalb des engen gesetzlich vorgegebenen Rahmens konnten wir die erforderlichen klinischen Studien nicht durchführen. Obwohl es zu einem übereinstimmenden klinischen Ansprechen kommt, offensichtlich gut verträglich ist und wenig kostet, ist es uns noch nicht gelungen, die Entscheidungsträger zu überzeugen. Es bleibt also noch viel zu tun.

Die Behandlung mit Methylenblau dient in erster Linie dazu, Zeit zu gewinnen.

An dieser Stelle möchte ich noch hinzufügen, dass die Einnahme von Methylenblau ebenso wie Chemo- und Strahlentherapien den Körper veranlassen, Singulett-Sauerstoff zu bilden (siehe Seite 105). Mit einem großen Unterschied: Es ist für gesundes Gewebe deutlich unbedenklicher als eine Chemotherapie. Bei den Patienten, die ich betreue, habe ich nie eine Anämie aufgrund einer verringerten Leukozytenzahl oder Haarausfall festgestellt. Darüber hinaus endet die Blaufärbung des Urins durch Methylenblau nach Beendigung der Behandlung innerhalb weniger Stunden.

Die Behandlung mit Methylenblau dient in erster Linie dazu, Zeit zu gewinnen. Sie zielt nicht darauf ab, Tumorzellen abzutöten, sondern zum Atmen zu bringen. Und sie tötet keine gesunden Zellen ab.

Ich bin davon überzeugt, dass dieses Molekül die Zelle durch die von ihm erzeugten Radikale zum Atmen bringt. Genau das soll diese Behandlung bewirken, statt zu versuchen, Tumorzellen abzutöten und damit auch das Leben der Patienten in Gefahr zu bringen.

Chlordioxid

Die Geschichte des Chlordioxids beginnt mit seiner Entdeckung durch den französischen Chemiker

Claude-Louis Berthollet Ende des 18. Jahrhunderts. Als König Ludwig XVIII. von Frankreich 1824 verstarb, wurde sein Leichnam mit Chlordioxid einbalsamiert, um einer Verbreitung der Pest Einhalt zu gebieten. Mitte des 19. Jahrhunderts bemühte sich der ungarisch-österreichische Chirurg und Geburtshelfer Ignaz Semmelweis in seiner Abteilung um die Einführung von Hygienevorschriften, indem er versuchte, die Desinfektion der Hände mit einer Chloritlösung, einem Vorläufer des Chlordioxids, im Umgang mit Gebärenden durchzusetzen. Seine damalige Studie gilt heute als erster praktischer Fall evidenzbasierter Medizin. In den USA wurde 1944 in der Wasseraufbereitungsanlage von Niagara Falls erstmals Chlordioxid zur Aufbereitung von Trinkwasser eingesetzt. Inzwischen wird diese Verbindung als Biozid in vielen industriellen Wasseraufbereitungsanlagen eingesetzt, insbesondere in Kühltürmen, für Prozesswasser und in der Lebensmittelverarbeitung. Die Tatsache, dass Chlordioxid in niedriger Konzentration unbedenklich ist, hat dazu geführt, dass unser Trinkwasser damit behandelt wird. Gleichzeitig setzen es viele Ärzte bei nicht anerkannten Verfahren zur Behandlung von Malaria, torpiden Infektionen und Corona ein.

Es waren meine Patienten, die mich auf Chlordioxid und dessen Wirkung hingewiesen haben. Aber auch im Internet finden sich zahlreiche Erfahrungsberichte von Krebspatienten, die von der Wirksamkeit dieser Therapie berichten. Diese Erfolgsgeschichten sollten meiner Meinung nach nicht ungehört bleiben, selbst wenn es ihnen an wissenschaftlicher Fundiertheit mangelt.

Nehmen wir beispielsweise den Fall eines 60-jährigen Mannes aus dem südfranzösischen Département Lot mit inoperablem Bauchspeicheldrüsenkrebs. Jeder Arzt weiß, wie ernst diese Diagnose ist. Ihm wurde empfohlen, Hydroxycitrat und Liponsäure einzunehmen, eine Low-Carb-Diät einzuhalten und sich einer Chemotherapie mit 5-Fluorouracil zu unterziehen. Die Chemotherapie lehnte er ab und nahm auf Anraten eines anderen Patienten stattdessen Chlordioxid. Er lebte noch knapp drei Jahre ohne Chemotherapie.

Chlordioxid ist ein sehr kleines Molekül (einige Pikometer), das nicht nur jede Membran durchdringen kann, sondern auch den Biofilm und den Schleim, mit denen sich die Bakterien verteidigen.

Zur Verdeutlichung seines Wirkmechanismus müssen wir uns zunächst einmal anschauen, was auf chemischer Ebene im Hintergrund abläuft. In dem sauren Milieu um den Tumor bildet Chlordioxid

Chlor-Ionen, die sich mit Natrium zu Natriumchlorid (Kochsalz) verbinden. Dazu nimmt Chlordioxid fünf Elektronen auf. Diese Hypothese wurde von Frédéric Bouillaud, Forschungsleiter am Pariser Institut Inserm (Institut Cochin), bestätigt. Er setzte ein NADH-Molekül Chlordioxid aus, das sofort zu NAD oxidiert wurde. Die für das Tumorwachstum notwendigen Elektronen wurden von Chlordioxid abgefangen. Bouillaud analysierte das Enzym NAD und konnte nachweisen, dass es gar nicht zerstört, sondern lediglich oxidiert wurde. Diese Reaktion ist also umkehrbar. Von den hässlichen Nebenwirkungen einer Chemotherapie ist man damit weit entfernt.

Laut Studien, die in einem Bericht der US-Umweltschutzbehörde EPA vorgestellt wurden, liegt die unbedenkliche Menge an Chlordioxid bei 3 mg/kg Körpergewicht pro Tag. Dies entspricht einer Dosis von 210 mg für eine 70 kg schwere Person.

Das Hauptproblem von Chlordioxid ist allerdings seine Instabilität. Lange Zeit stellten es Patienten selbst her, indem sie Chlorit mit einer Säure vermischten. Bei falscher Dosierung riskierten die Patienten maximal Sodbrennen. Inzwischen lässt sich eine Chlordioxid-Fertiglösung namens CDL 3 000

(*Chlorine Dioxide Solution* mit 0,003 %), die der deutsche Physiker Dr. Andreas Kalcker entwickelt hat, käuflich erwerben. CDL wird in flüssiger Form verkauft und muss mit Wasser verdünnt werden. Da es eine geringe Halbwertszeit hat (die Zeitspanne, bis die Konzentration einer Substanz um die Hälfte abgenommen hat), muss es auf zehn Einnahmen pro Tag verteilt werden.

Patienten starten die Behandlung mit der Umstellung ihrer Ernährung auf eine kohlenhydratarme (ketogene) Diät und kombinieren sie mit der Einnahme von Liponsäure, Hydroxycitrat und Methylenblau. Nach einer Woche beginnen die Patienten mit 10 ml CDL 3 000 und erhöhen die Dosis um 2 ml pro Tag. Sollte Durchfall auftreten, muss die Dosis wieder verringert werden. Wenn die Beschwerden beispielsweise bei einer Einnahme von 60 ml CDL 3 000 pro Tag aufgetreten sind, ist die Dosis auf 55 ml zu reduzieren. Wenn der Durchfall verschwindet, kann man diese Dosis beibehalten. Andernfalls muss die Dosierung solange angepasst werden, bis die Beschwerden abgeklungen sind. Bei Krebserkrankungen des Gastrointestinaltrakts empfehlen Ärzte bisweilen, die Behandlung durch Einläufe mit Chlordioxid alle zwei Tage zu unterstützen.

CDL kann akut toxisch wirken (Durchfall bis hin zu Übelkeit) – die Beschwerden lassen jedoch sofort nach, sobald die Dosis verringert wird. Bisher sind mir keine Fälle von anhaltender Toxizität bekannt. Darüber hinaus verursacht CDL weder Haarausfall noch einen Abfall der Erythrozyten- oder Leukozytenzahl – im Gegensatz zu Zytostatika.

Weitere Informationen über Chlordioxid und seine Herstellung finden Sie auf Seite 193.

Mitochondrien voller Tatendrang dank Liponsäure und Hydroxycitrat

Um die Mitochondrien wieder auf Touren zu bringen, muss der für Krebszellen typische Stoffwechselstau verhindert werden. Denn dann können Krebszellen Zucker nicht mehr verbrennen und ihm Elektronen und Protonen entziehen, um sie mit Sauerstoff zu kombinieren und Wasser zu bilden.

Wir haben herausgefunden, dass die Kombination von zwei alten Medikamenten, Liponsäure und Hydroxycitrat, die Mitochondrien aktivieren und das Tumorwachstum verlangsamen kann. Wenn die Mitochondrien erst wieder anfangen, ordnungsgemäß zu arbeiten, erzeugen sie Wärme, indem sie Pyruvat, ein Glukosederivat, verbrennen und Wasser synthetisieren. Somit verlangsamen sie die Vermehrung von Krebszellen.

Alpha-Liponsäure wurde erstmals in den 1950er-Jahren isoliert und zunächst zur Behandlung von peripherer Neuropathie eingesetzt. Bei schlecht eingestelltem Diabetes büßen Nerven allmählich ihre periphere Sensibilität ein. Das Ergebnis sind Taubheitsgefühle in den Extremitäten, Kribbeln und / oder Muskelschwäche. In mehreren randomisierten klinischen Studien konnte sowohl die Wirksamkeit von Liponsäure gegen diabetische Neuropathie als auch die Unbedenklichkeit dieser Behandlung nachgewiesen werden.

Liponsäure optimiert den Energiestoffwechsel. Ein befreundeter Kollege und Arzt, der ein Radsportteam betreut, das regelmäßig an der Tour de France teilnimmt, hatte uns verraten, dass viele Sportler zur Leistungssteigerung Liponsäure eigenverantwortlich einnehmen.

Liponsäure hemmt das Tumorwachstum noch stärker, wenn sie mit Hydroxycitrat kombiniert wird. Diese Kombination wirkt auf eine Vielzahl von Krebsarten (Blasen-, Dickdarm-, Lungenkrebs, Melanome usw.), was darauf hindeutet, dass es sich bei diesen unterschiedlichen Krebsarten im Grunde um eine einzige Erkrankung handelt.

Auf rechtlicher Ebene ist intravenös verabreichte Liponsäure ein Arzneimittel, während es sich bei oraler Einnahme um ein Nahrungsergänzungsmittel handelt. Hydroxycitrat ist als Nahrungsergänzungsmittel erhältlich.

Diese beiden Moleküle wurden bereits Tausenden von Krebspatienten verschrieben.

Weniger Elektronen durch weniger Glukose

Mit der Einführung der Positronen-Emissions-Tomografie (PET) und damit den PET-Scans wurde das Interesse an Warburgs Arbeiten neu entfacht. Derartige PET-Untersuchungen, anhand derer ein sogenanntes *Staging* durchgeführt wird, in dem Aktivität und Ausmaß eines Tumors bestimmt werden, haben nämlich gezeigt, je höher die Glukoseaufnahme, umso aggressiver der Krebs.

Vor der Untersuchung injiziert ein Nuklearmediziner individuell zubereitete, radioaktiv markierte Glukose (Fluorodesoxyglukose oder 18F-FDG) in eine Vene. Dieser radioaktive Tracer zirkuliert im Blutkreislauf, wird von den Zellen absorbiert und verteilt sich im Körper.

Krebszellen sind besonders zuckersüchtig und haben deshalb einen erhöhten Glukosestoffwechsel, der anhand des radioaktiv markierten Zuckers im PET-Scan sichtbar gemacht werden kann. Das Gerät erkennt genau, wie weit sich der Krebs ausgebreitet hat und welche Metastasen er gebildet hat. Hat die Glukoseaufnahme innerhalb von zwei Untersuchungen abgenommen, schlägt die Therapie an. Wenn durch den *Tracer* mehr Bereiche im Scan optisch hervorstechen, nehmen Anzahl und Größe der Metastasen zu. Die Messung der Glukoseaufnahme mit einem PET-Scan ist daher eine hervorragende Möglichkeit, die Entwicklung eines Tumors zu kontrollieren.

Die Messung der Glukoseabsorption ist eine hervorragende Möglichkeit, die Tumorentwicklung zu kontrollieren.

So wirkt Glukose auf den Stoffwechsel

Krebs ist wie Diabetes eine Stoffwechselerkrankung. Bei Diabetes kommt es aufgrund eines Insulinmangels zu einer Überzuckerung, weil die Glukose von der

Blutbahn nicht ins Zellinnere gelangen kann. Betroffene haben dann einen hohen Blutzuckerspiegel, der dazu führt, dass die Zellen weniger Zucker aus dem Blut aufnehmen, sodass es zu einem Energiemangel kommt. Bei Unterzuckerung (Hypoglykämie) können Diabetespatienten sogar neurologische Beschwerden entwickeln und aufgrund der niedrigen Glukosekonzentration im Gehirn sogar ins Koma fallen. Bei Krebs ist das Gegenteil der Fall. Überschüssige Glukose gelangt in die Krebszellen, die sie nicht verbrennen können und sich demzufolge teilen. Durch diese abnorme Aufnahme von Glukose wird Krebs verursacht. Das hat ein Experiment gezeigt, das ich mit zwei Kollegen durchgeführt habe: Wir haben direkt nach der Beschneidung von Babys die Zellen der abgetrennten Vorhäute vorsichtig getrennt, um Melanozyten (Pigmentzellen) zu isolieren, die wir anschließend hohen Konzentrationen von Glukose und Insulin ausgesetzt haben. Anstatt zu ruhen, haben sich die Melanozyten vermehrt und ihre eigentliche Strategie geändert, indem sie übereinander wuchsen und Tumorkolonien bildeten.[57]

In den 1970er-Jahren waren Wissenschaftler noch der Meinung, dass sich der Verzehr von gesättigten Fetten und ein hoher Cholesterinspiegel schädlich auf die Gesundheit auswirken würde, weil sich die Fette an Arterienwänden ablagern und die Durchblutung behindern könnten. Aufgrund dessen wurde eine cholesterinarme, aber zuckerreiche Ernährung empfohlen. Völliger Unsinn, der auf voreingenommenen Studien beruhte, die von der Zuckerindustrie finanziert und von skrupellosen Forschern durchgeführt wurden.[58] Die Daten waren verfälscht und den Cholesterinspiegel traf keine Schuld. Der wahre Schuldige an der epidemieartigen Zunahme von Herz-Kreislauf-Erkrankungen und Krebs ist Zucker.

Doch Zuckerkonsum begünstigt nicht nur Krebserkrankungen. Auch die Fälle von Diabetes, Herz-Kreislauf-Erkrankungen oder Alzheimer nehmen immer mehr zu.[59] Heute decken wir unseren Kalorienbedarf zu 60 % mit Kohlenhydraten, vor einem Jahrhundert waren es noch weniger als 20 %. Bereits 1825 vertrat der französische Gastronomiekritiker Brillat-Savarin in seinem Buch Die *Physiologie des Geschmacks* die Ansicht, dass Fettleibigkeit eine Folge des Verzehrs zuckerhaltiger Lebensmittel wäre. In historischen Kochbüchern finden sich viele Rezepte für in Fett gebratenes Fleisch und Käse. Allerdings nur wenige für Nachspeisen und vor allem keine Limonade!

Denn nicht nur der Zuckerkonsum ist gestiegen, auch die Art des Zuckers hat sich verändert. Wir sind von Glukose auf Fruktose umgestiegen – einem Zucker, der nicht sättigt, sondern eher hungrig macht. Fruktose kann vom Gehirn nicht verbrannt werden, was bedeutet, dass die Sättigungssignale nicht ankommen. Außerdem wird Fruktose in der Leber in Fett umgewandelt. Genau deshalb kommt es zu einem Übermaß an Adipositas-Fällen bei Teenagern und an Fällen von nichtalkoholischer Fettlebererkrankung (NASH). Das Übel unserer Zeit ist die Fruktose, so wie es in den 1950er-Jahren der Tabak war. Jeder weiß, wie gesundheitsschädigend Zucker ist, aber die Lebensmittelindustrie sponsert weiterhin Studien und sorgt so für verzerrte Ergebnisse.[60]

Die kohlenhydratarme Ernährung: Low Carb oder ketogen

Heutzutage decken Kohlenhydrate 60 % unseres Kalorienbedarfs. Um weniger Glukose zu uns zu nehmen, sollten wir uns wieder wie unsere Großeltern ernähren, die hauptsächlich rohe oder kaum verarbeitete Lebensmittel aßen.

Bisweilen wird empfohlen, einfach die Glukoseaufnahme zu reduzieren wie bei der *Low-Carb-Diät*, bei der Kohlenhydrate nur 20–30 % der Kalorien ausmachen. Im Kampf gegen Krebs geht die ketogene Diät noch einen Schritt weiter, indem sie eine fettreiche und kohlenhydratarme Ernährung nahelegt, wobei der Kalorienbedarf nur zu 10 % mit Kohlenhydraten gedeckt wird.

Bei der ketogenen Ernährung kann der Körper aus den aufgenommenen Proteinen Zucker synthetisieren (Gluconeogenese). Sie hat den Vorteil, dass es nach einer Mahlzeit keine Blutzuckerspitzen (Blutzuckerspiegel) mehr gibt. Bei einer zuckerreichen Ernährung passiert Glukose die Darmbarriere und gelangt kurz nach der Mahlzeit in großen Mengen ins Blut. Diese Blutzuckerspitze führt zur Ausschüttung von Insulin – einem Hormon, das das Wachstum von Krebszellen anregt. Bei der ketogenen Ernährung geht es allerdings nicht darum, den Blutzuckerspiegel zu senken, sondern die Insulinsynthese.

Werden unserem Körper weniger Kohlenhydrate zugeführt, bezieht er seine Energie aus den Ketonkörpern, d. h. aus den Molekülen, die beim Abbau von Fetten von der Leber produziert werden. Es gibt drei Ketonkörper: Aceton, Acetoacetat und Beta-Hydroxybutyrat. Sie werden im Rahmen des Fettstoffwechsels produziert – bei Glukosemangel beispielsweise nachts. Bei einer zu hohen Konzentration von Ketonkörpern im Blut spricht man von einer Ketoazidose (oft erkennbar an einem speziellen Mundgeruch).

Die ketogene Ernährung kann auf eine lange Tradition in der Medizin zurückblicken. Bereits Hippokrates, der berühmte Arzt im antiken Griechenland, berichtete, wie gut diese Art der Ernährung bei der Behandlung von Epilepsie hilft (siehe Kasten).

Die ketogene Ernährung gegen Epilepsie

Bei schweren Formen von Epilepsie, die sich medikamentös nicht behandeln lassen, sorgt die ketogene Ernährung für Linderung: Damit erreicht man mit einer Wahrscheinlichkeit von über 50 %, dass die Anfälle in größeren Abständen auftreten oder sogar ganz unter Kontrolle gebracht werden können. Aus diesem Grund gibt es in den Neurologie-Abteilungen vieler Krankenhäuser inzwischen Ernährungsberater, die sich auf die ketogene Diät spezialisiert haben.

Die an epileptischen Anfällen beteiligten Neuronen werden durch hemmende Neuronen kontrolliert. Verursacht wird Epilepsie durch eine Funktionsstörung dieser hemmenden Neuronen. Bei einem Anfall versagen sie, sodass sich die Bewegungen nicht mehr kontrollieren lassen. Diese hemmenden Neuronen sind geschwächt, weil es ihnen nicht gelingt, Zucker zu verbrennen. Durch eine ketogene Ernährung sind sie wieder in der Lage, Ketonkörper anstatt Glukose zu verbrennen. Sie arbeiten wieder wie gewohnt und verhindern so die epileptischen Anfälle.

Die Anwendung der ketogenen Ernährung bei der Behandlung von Krebs ist eine logische Fortsetzung von Otto Warburgs Erkenntnissen. Der deutsche Arzt Wilhelm Brüning hat sie 1942 erstmals in Kombination mit Insulininjektionen (zur Senkung des Blutzuckerspiegels) und Vitamin-C-Infusionen eingesetzt.[62] Zunächst sprachen die Tumore auf diese Behandlung an, aber nach einigen Wochen begann der Krebs wieder zu wachsen.

Dennoch entscheiden sich Tausende von Krebspatienten für die ketogene Ernährung. Tatsächlich scheint diese Diät das Tumorwachstum zu verlangsamen, ohne jedoch den Krebs zu heilen.

Krebszellen sind unterernährte Zellen. Sie nehmen Glukose auf, ohne sie verdauen zu können, und verursachen so einen Stoffwechselstau. Um zu überleben, müssen sie andere Stoffe verbrennen: Glutamin und Ketonkörper. Die nicht verbrannten Glukosereste fördern sowohl die Milchsäuresekretion als auch die Zellproliferation.

Hierzu gibt es zwei gegensätzliche Lehrmeinungen: In der ersten können Tumorzellen die Glukose nicht verbrennen und beginnen zu gären. Wird bei der Ernährung auf Zucker verzichtet, entzieht man den Krebszellen die Nahrung: Sie können nicht mehr

Abbildung 6: Krebs kann sich von Ketonkörpern ernähren.

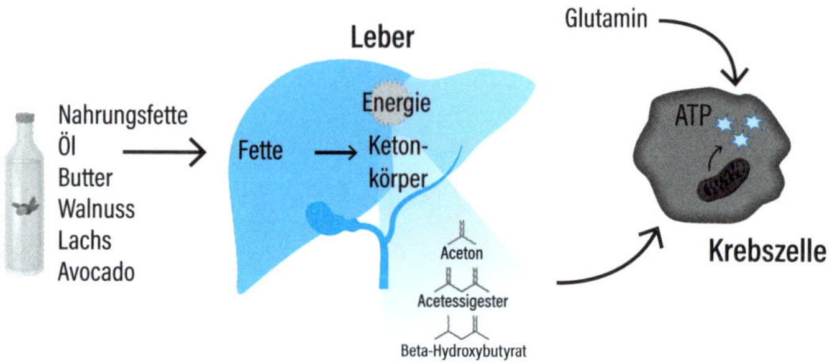

Zwar können Krebszellen keine Glukose verbrennen, aber sie sind sehr wohl in der Lage, bestimmte Fettderivate, Ketonkörper und Aminosäuren wie Glutamin zu verbrennen.

gären und sterben ab. Die zweite Lehrmeinung, die auch ich vertrete, besagt, dass Krebszellen, die Zucker nicht verbrennen können, Ketonkörper benötigen, um zu überleben.

Kanadische Forscher haben Mäusen radioaktive (und damit nachweisbare) Ketonkörper injiziert, die sie mithilfe eines Zyklotrons synthetisieren konnten. Sie konnten beobachten, dass die Tumore die Ketonkörper aufnahmen, und bestätigten damit, dass sich Krebs gerne von Ketonen ernährt.[63]

Die Arbeiten von Maurice Israël gehen ebenfalls in diese Richtung. Der berühmte Biochemiker analysierte die verschiedenen Stoffwechselwege von gesunden Zellen und Krebszellen.

Gesunde Zellen können Zucker oder Fettsäuren verbrennen, während es Krebszellen nicht gelingt, Glukose vollständig zu verbrennen. Da sie sich durch das Vergären von Glukose nicht ausreichend mit Energie versorgen können, um zu überleben, greifen sie auf die Verbrennung von Ketonkörpern zurück. Laut Maurice Israël muss diese Verbrennung gehemmt werden, um den Krebszellen die Energie zu entziehen, was dazu beiträgt, ihr Wachstum aufzuhalten.[64] Es gibt Hinweise darauf, dass sich mit Lithostat, einem Medikament, das das Risiko von Nierensteinen senkt, die Verbrennung von Ketonkörpern bei Krebs hemmen lässt. Da hierzu keine klinischen Erfahrungen vorliegen, kann ich mich dazu nicht näher äußern.

Bei Patienten, die sich ketogen ernähren, beobachten Onkologen häufig eine vermehrte körperliche Aktivität und ein verbessertes allgemeines Wohlbefinden trotz der Krankheit. Diese Diät scheint also zu mehr Lebensqualität beizutragen.[65]

Außerdem berichten viele Patienten mit Glioblastom, einem aggressiven Hirntumor, von der Wirksamkeit der ketogenen Diät. Aufgrund einer Mutation seines Genoms kann der Tumor hier keine Ketonkörper verbrennen, sodass sich Betroffene bedenkenlos ketogen ernähren können.[66]

Da es bei dieser Behandlung an randomisierten Studien mangelt, gibt es Gegenstimmen zur ketogenen Ernährung. Und sie haben absolut Recht. Patienten sind auf sich allein gestellt und versuchen, sich im Wirrwarr aus Tausenden von Erfahrungsberichten im Internet und umstrittenen Büchern zurechtzufinden. Die Gesundheitsbehörden hätten schon vor langer Zeit konsequente Untersuchungen durchführen müssen. Stattdessen sind es die Patienten, die den Preis für den Mangel an verlässlichen Daten zahlen. Mit Ausnahme einer überschaubaren (positiven) Studie gibt es keine randomisierten klinischen Studien, in denen der Nutzen der ketogenen Ernährung untersucht wurde.[67]

Wie soll man sich ernähren?

Zu viel Glukose ist gefährlich. Zu viele Ketonkörper wahrscheinlich auch. Deshalb empfehle ich übergewichtigen Patienten abzunehmen und ermutige meine Patienten, alle »Arten von Zucker« weitestgehend von ihrem Speiseplan zu streichen:

Fettleibige Patienten müssen abnehmen, um einen gesunden Body-Mass-Index zu erreichen. Fettleibigkeit ist de facto eine der Ursachen für Krebs, unabhängig davon, was die Erkrankung genau ausgelöst hat. Bei Tieren konnte übrigens beobachtet werden, dass die Senkung der Kalorienzufuhr das Auftreten und die Ausbreitung von Krebs verlangsamt. Um abzunehmen, müssen Betroffene eine kalorien- und kohlenhydratarme Diät einhalten, die mit Intervallfasten (eine Mahlzeit pro Tag – siehe Kasten) kombiniert werden kann, solange ihr Gewicht noch nicht in einem normalen Bereich ist.

Stark abgemagerte Patienten müssen zunehmen, um nicht länger ihre hauptsächlich aus Fett und Proteinen bestehenden Reserven anzugreifen. Sie laufen Gefahr, einen Mangel an Nährstoffen zu erleiden. Ihnen sollte auf keinen Fall eine kalorienarme Diät empfohlen werden, geschweige denn Intervallfasten.

Patienten mit Normalgewicht müssen ihre Glukoseaufnahme reduzieren. Aber bis zu welchem Punkt? Diesbezüglich gibt es keinen wissenschaftlichen Konsens. Also lasse ich die Patienten zwischen einer kohlenhydratarmen und einer ketogenen Diät selbst wählen. Meiner Meinung nach muss die Glukosezufuhr verringert werden, um den Insulinspiegel zu senken. Leider fällt es schwer, sich ausschließlich ketogen zu ernähren, zumal es an Daten fehlt, die den umfassenden Nutzen einer ketogenen Ernährung untermauern.

Fasten und Krebs

Bereits im 19. Jahrhundert wurde Fasten zur Behandlung von Krebs empfohlen. Strenges Fasten kann den Blutzuckerspiegel um 20 % senken, was den Körper dazu veranlasst, auf seine Proteinreserven zurückzugreifen, um Glukose zu produzieren. Außerdem wird nach dem Essen kein Insulin ausgeschüttet und damit das Tumorwachstum verlangsamt.[69]

Bisher gibt es keine klinischen Studien, in denen der Nutzen des Fastens bei Krebspatienten untersucht wurde. Außerdem lässt sich Fasten nicht patentieren, mit anderen Worten: Damit lässt sich kein Geld verdienen. Darüber hinaus lässt sich bekanntlich kaum überprüfen, was Patienten tatsächlich zu sich nehmen. Das Thema Fasten wird heute durch Meinungsverschiedenheiten unterschiedlicher Gruppierungen unterminiert. Einige »Experten« raten dazu, über lange Zeiträume zu fasten, andere über kurze, wieder andere empfehlen Intervallfasten (16 Stunden pro Tag). Aber es gibt auch Stimmen für drei Fastentage pro Woche. Sie sehen: Es gibt diesbezüglich keinen wissenschaftlichen Konsens.

Ausdauersport zur Stimulation der Mitochondrien

Für die meisten Forschenden handelt es sich bei Krebs um eine Vielzahl von Erkrankungen mit unterschiedlichen Prognosen, Ausgangspunkten und Ausbreitungsmustern. Doch trotz dieser vermeintlichen Komplexität gibt es einen gemeinsamen Nenner:

Krebs ist eine einfache Krankheit. Dies ist der Kerngedanke eines großartigen Artikels, der 2011 in der wissenschaftlichen Zeitschrift *Cell* veröffentlicht wurde. Die Autoren Douglas Hanahan und Robert Weinberg sind sich einig, dass die Komplexität von Krebs auf einige wenige zugrunde liegende Prinzipien heruntergebrochen werden kann. Sie argumentieren, dass alle Krebsarten acht Eigenschaften gemein haben, die die Entwicklung von gesunden Zellen zu Krebszellen steuern:

1. Krebszellen sorgen selbstständig für ihr eigenes Wachstum.
2. Sie sind unempfindlich gegenüber Wachstumsinhibitoren, also hemmenden Signalen, die ihr Wachstum behindern könnten.
3. Sie entwickeln Strategien, um ihrem programmierten Zelltod zu entgehen.
4. Sie regen die Bildung neuer Blutgefäße an, um die Tumore mit Nährstoffen zu versorgen.
5. Sie können sich unbegrenzt teilen und vermehren.
6. Sie dringen in fremdes Gewebe ein, um sich dort anzusiedeln und zu wachsen (Metastasierung).
7. Sie verändern ihren Stoffwechsel, um schneller Energie produzieren zu können.

8. Sie entwickeln Wege, den zahlreichen Überwachungsmechanismen des Immunsystems zu entgehen.

Diese acht unter dem Namen *Hallmarks* of Cancer bekannt gewordenen Eigenschaften sind eine direkte Folge des Warburg-Effekts, der wie ein Hemmschuh wirkt. Die Zellen können keine Glukose verbrennen, weil Pyruvat nicht bis in die Mitochondrien gelangen kann. Folglich kann Pyruvat nicht zu Kohlendioxid und Wasser verbrannt werden, um die Zellen mit Energie zu versorgen. Damit bekommen die Zellen nur noch 5 % der Energie im Vergleich zu einer normalen Zelle. Für ihr Überleben benötigen Krebszellen dann eine erhöhte Menge an Glukose. Die Glukose, die nicht verbrannt werden kann, wird teilweise in Milchsäure umgewandelt und dann von den Zellen ausgeschieden; der Rest wird in Biomasse umgewandelt.

Im Labor lässt sich die Schlüsselrolle des Warburg-Effekts gut nachweisen. Dazu injizieren Forschende mit einer Mikropipette normale Mitochondrien in Krebszellen. Die Krebszellen sind dann wieder in der Lage, Pyruvat zu verbrennen – ihr Wachstum wird gehemmt. Diese Zellen werden wieder gutartig. Mit anderen Worten: Die Forschenden haben die Zellatmung wiederhergestellt.

Die Zellproliferation ist eine direkte Folge des Warburg-Effekts. Wenn Zellen ihren Brennstoff nicht vollständig verbrennen können, verwenden sie Glukose zur Synthese von Fetten, Proteinen und Nukleinsäure, die sie zur Teilung benötigen. Wenn sich Zellen allerdings immer wieder teilen, bilden sie Fortsätze aus, sogenannte Dendriten, die in das gesamte Organ eindringen. Innerhalb des begrenzten Raums einer betroffenen organischen Zelle führt diese Proliferation zu erhöhtem Druck. Zellen sind durch Gap Junctions – Strukturen, die es ihnen ermöglichen, Moleküle auszutauschen – miteinander verbunden. Unter dem Einfluss des erhöhten Drucks lösen sich die Zellen voneinander. Einige entweichen in das umliegende Gewebe und gelangen in den Blutkreislauf, um sich in anderen Bereichen des Körpers anzusiedeln. Der Krebs streut und bildet Metastasen.

Zur Hemmung des Zellwachstums müssen Patienten Glukose besser verbrennen.

Um zu verhindern, dass Krebszellen Biomasse synthetisieren und damit das aus dem Warburg-Effekt resultierende Zellwachstum zu verhindern, müssen

Krebspatienten weniger Zucker zu sich nehmen und ihn besser verbrennen. Es geht darum, die Freisetzung von Entropie in Form von Wärme zu steigern, was die Zellatmung ermöglicht.

Als Winston Churchill gegen Lebensende nach seinem hohen Alter gefragt wurde, antwortete er: »Kein Sport.«, und zog an seiner Zigarre. Er lag damit nicht nur falsch, sondern hat außerdem gelogen, denn er spielte Polo bis in seine Sechziger. Sport hat viele positive Auswirkungen. Er steigert das Wohlbefinden, beugt Übergewicht vor und verlangsamt das Fortschreiten von Krebserkrankungen. In zahlreichen randomisierten Studien wurden Krebspatienten über lange Zeiträume hinweg beobachtet. Einer Gruppe von Patienten wurde tägliche körperliche Aktivität auferlegt, während die andere Gruppe nicht dazu verpflichtet wurde. Dann hat man die Krebsentwicklung in den beiden Gruppen miteinander verglichen. Mehrere Jahre später war der Einfluss auf die Überlebensrate deutlich erkennbar. In einer Veröffentlichung wurde beispielsweise gezeigt, dass die Ausübung einer Sportart nach einer Brustkrebsoperation die Überlebensrate viel stärker erhöht als eine adjuvante Chemotherapie.[70]

Allerdings haben nicht alle Sportarten die gleichen Auswirkungen. Bei unmittelbarem Energiebedarf wie z. B. bei einem Sprint, werden die Mitochondrien nicht aktiv. Auf hundert Metern greift ein Läufer auf die anaerobe Glykolyse zurück: In den Zellen wird dann Zucker in wenigen Hundertstelsekunden in Milchsäure zerlegt. So erhält der Körper zwar keine großen Mengen an Energie, diese wird aber dafür sehr schnell freigesetzt.

Man kann von einem Sprinter nicht verlangen, dass er einen Marathon in Sprintgeschwindigkeit läuft, weil sich seine Energiereserven zu schnell erschöpfen würden. Gleichermaßen ist ein Gepard zwar in der Lage, mit fast 100 km/h zu laufen, muss aber nach ein paar hundert Metern erschöpft anhalten, weil er zu viel Milchsäure produziert hat.

Ausdauersport hingegen stimuliert die Zellatmung. Für Krebspatienten sind regelmäßige Spaziergänge oder wiederholtes Joggen wunderbar geeignet, um die Freisetzung von Energie in Form von Wärme zu verstärken.[71] Sport stimuliert die Bildung von Mitochondrien und ermöglicht es dem Tumor, Glukose zu verbrennen, was wiederum verhindert, dass sich Krebszellen weiter teilen und ausbreiten.

Der Therapieplan

Wir befinden uns auf völlig unbekanntem Terrain, denn trotz der von mir mit größter Vehemenz ausgedrückten Forderungen kam es nie zur Durchführung klinischer Studien.

Auch auf die Gefahr hin, dass ich mich wiederhole: Ein Patient sollte sich als Erstes immer nach seiner Prognose erkundigen. Bei einer guten Prognose besteht kein Grund, an der konventionellen Behandlung zu rütteln. Bei einer schlechten Prognose kann es hingegen sinnvoll sein, die konventionelle Behandlung mit der metabolischen Therapie zu kombinieren. Konventionelle Behandlungen sind nicht alle gleichermaßen schädlich. In der Chemotherapie hat 5-Fluorouracil eine anerkannte Heilwirkung und kaum größere Nebenwirkungen. Auch die Hemmung entscheidender Stoffwechselwege durch eine gezielte Therapie kann sinnvoll sein. Eine klassische oder eine konventionelle Behandlung mit einer metabolischen Therapie zu kombinieren ist aber nur dann sinnvoll, wenn der Patient engmaschig überwacht wird und die Tumormasse im Rahmen von klinischen oder radiologischen Untersuchungen regelmäßig überprüft wird.

Zusammenfassung

- Methylenblau: 250 mg viermal täglich.
- Chlordioxid in Form von CDL (Chlordioxidlösung): je nach Verträglichkeit.
- Liponsäure: 800 mg zweimal täglich.
- Hydroxycitrat: 500 mg dreimal täglich.
- Kohlenhydrat- und kalorienarme Diät.
- Körperliche Aktivität: Spaziergang von 5–10 km pro Tag.
- Wöchentliche Bestimmung der Tumormarker zur Anpassung der Behandlung.
- Gezielte Therapie, wenn möglich.
- Hormontherapie, wenn möglich.
- Der Nutzen einer begleitenden Chemotherapie / Immuntherapie muss von Fall zu Fall abgewogen werden.

Abbildung 7: Wirkungsweise der verschiedenen Krebstherapien.

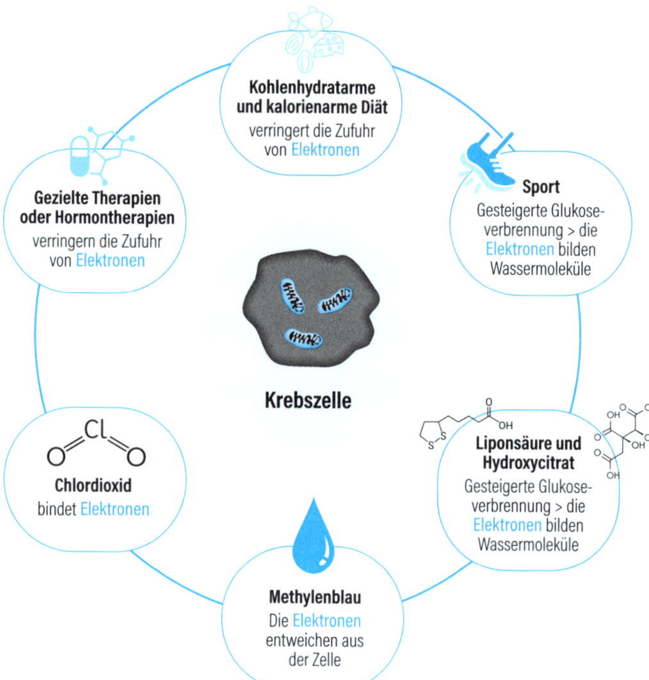

Die Behandlung von metastasiertem Krebs (solange noch keine Ergebnisse klinischer Studien vorliegen)

Es fällt schwer, konkrete Ratschläge zur Behandlung einer tödlichen Krankheit zu geben, wenn noch keine fundierten klinischen Studien durchgeführt wurden.

Auf jeden Fall darf eine wirksame Behandlung nicht umgestellt werden. Bei lokal begrenztem Krebs am Ursprungsort muss ein chirurgischer Eingriff vorgenommen werden.

Bei unvollständiger Exzision folgt auf den chirurgischen Eingriff eine Strahlentherapie. Diese Verfahren haben bei kleinen Karzinomen ohne Anzeichen von Aggressivität (frühes Stadium, keine vaskuläre Infiltration und kein Lymphknotenbefall) eine hohe Erfolgsquote gezeigt. Es gibt also keinen Grund, eine Behandlung umzustellen, die anschlägt und wirkt.

Im Falle einer Metastasierung ist die Prognose in der Regel düster – mit der bemerkenswerten Ausnahme von hochgradigen Lymphomen, Morbus Hodgkin oder bestimmten Hodenkrebsarten, die mit konventioneller Chemotherapie erfolgreich behandelt werden können. Auch in diesen Fällen sollte die Behandlung nicht umgestellt werden. Bei den meisten metastasierten Krebsarten ist die Prognose jedoch schlecht, denn die Behandlungen wirken nur begrenzt.

Wenn Symptome vorliegen

Krebs wächst in der Regel kontinuierlich, ist aber selten schmerzhaft. Deshalb ist Krebs auch so schwer zu diagnostizieren. Sein bösartiges Wachstum bleibt lange Zeit unbemerkt. Erst bei Überschreiten einer bestimmten Schwelle fühlen sich Patienten krank. Beispielsweise kann Krebs dazu führen, dass eine Bronchie kollabiert, was sich durch Atemnot oder eine Infektion bemerkbar macht.

Er kann einen Pleuraerguss oder eine Leberfunktionsstörung verursachen. Hirnmetastasen können neurologische Ausfälle oder Krampfanfälle auslösen. Bevor eine Basistherapie begonnen wird, müssen vorhandene Hindernisse ausgeräumt werden.

Eine Prothese in den Bronchien oder in der Leber kann für Abhilfe sorgen. Ein Pleuraerguss kann, wenn er groß genug ist, drainiert werden. Schmerzen durch Knochenmetastasen können mit palliativer Strahlentherapie behandelt werden. Ein Defizit aufgrund von Hirnschäden kann mit einer Operation und/oder Strahlentherapie behandelt werden. Auch gegen eine durch metastasierten Krebs verursachte Kachexie muss dringend vorgegangen werden. Die beste Behandlung ist eine Chemotherapie, die anschlägt. So können Patienten vor Beginn einer metabolischen Therapie wieder zu Kräften kommen.

Wenn keine größeren Symptome vorliegen

In vielen Fällen hat der Krebs bereits gestreut und entfernte Organe befallen, aber die Patienten fühlen sich noch relativ gut. Dann besteht der erste Schritt darin, die Sachlage zu analysieren. In den meisten Onkologie-Zentren sprechen Ärzte nicht von Prognosen oder Lebenserwartung, sondern von Ansprechraten, weil ihnen bewusst ist, dass das Ansprechen auf eine Behandlung immer nur vorübergehend und manchmal nur von kurzer Dauer ist. Patienten ihrerseits sind oft zu ängstlich und trauen sich nicht, klare Fragen danach zu stellen, wie viel Zeit ihnen noch bleibt.

Die Wahrheit ist für Ärzte unbequem und für Patienten schwer zu verkraften. Sehr oft wird dieser entscheidende Schritt einer engagierten Krankenschwester und einem Psychologen überlassen, die versuchen, den Patienten gut zuzureden. Die Überlebensrate bei metastasiertem Lungen-, Bauchspeicheldrüsen-, Leber- und Gallenblasenkrebs beträgt nur wenige Monate. Auch Hirntumore wie Glioblastome haben eine schlechte Prognose. Die Überlebenszeit bei metastasiertem Brust- oder Nierenkrebs

Bei fehlenden Symptomen stellt metastasierter Krebs keinen medizinischen Notfall dar.

ist in der Regel länger, beträgt aber höchstens mehrere Jahre.

Bei Fehlen von Symptomen stellt metastasierter Krebs keinen medizinischen Notfall dar. Die Behandlung erfolgt bestenfalls palliativ.Der Patient kann sich Zeit zum Nachdenken nehmen und eventuell eine ärztliche Zweitmeinung einholen. Universitätszentren halten sich im Allgemeinen an die gleichen Protokolle. Eine zweite Meinung wird daher meistens zum gleichen Ergebnis führen.

Klinische Ergebnisse

Wie ich in diesem Buch bereits mehrfach wiederholt habe, wurden bisher keine klinischen Studien zur metabolischen Krebstherapie durchgeführt, was dringend erforderlich und wünschenswert wäre. Also kann ich nur über das berichten, was meine Patienten beobachtet haben. Meiner Meinung nach ist eine kleine Anzahl klinischer Fälle hinreichend aussagekräftig, um als Nachweis erachtet zu werden.

An dieser Stelle teile ich Krebs in zwei Untergruppen ein: langsam wachsender Krebs und aggressiver Krebs (von dem viele Patienten betroffen sind). Mit langsamem Wachstum meine ich, dass die Lebenserwartung mindestens mehrere Jahre beträgt, während es bei schnell wachsenden Tumoren nur wenige Wochen sind.

Prostatakrebs zählt zu den Krebsarten, deren Tumore langsam wachsen, wobei viele Betroffene eine radikale Prostatektomie aus Angst vor Impotenz und Harninkontinenz ablehnen. Es gibt Fälle, in denen ein Tumor früh erkannt wird und der Krebs auf die Prostata beschränkt ist. Urologen empfehlen dann eine aktive Überwachung mit wiederholten transrektalen Biopsien. Aber es gibt auch Fälle, in denen die Patienten die von ihrem Urologen empfohlene Behandlung ablehnen, weil sie Angst vor den Folgen der Operation haben.

Bei langsam wachsenden Krebsarten

- Methylenblau: 75 mg pro Tag.
- Liponsäure: 800 mg zweimal täglich.
- Hydroxycitrat: 500 mg dreimal täglich.
- Kohlenhydratarme Ernährung.
- Körperliche Aktivität: Langsame Spaziergänge von 5–10 km pro Tag.
- Die Behandlung wird anhand einer wöchentlichen Auswertung der Tumormarker überwacht. Hat sich der Tumor verkleinert oder stabilisiert, wird die Behandlung fortgesetzt. Wächst er schnell, ist eine Operation angezeigt.

Bei einem aggressiveren Tumor

- Methylenblau: 250 mg viermal täglich.
- Chlordioxid in Form von CDL: nach Verträglichkeit.
- Liponsäure: 800 mg zweimal täglich.
- Hydroxycitrat: 500 mg dreimal täglich.
- Gezielte Therapie oder Hormontherapie, wenn möglich.
- Kohlenhydratarme und kalorienarme Diät.
- Körperliche Aktivität, wenn möglich: Spaziergang von 5–10 km pro Tag.

Nehmen wir zum Beispiel einen metastasierten Prostatakrebs. Der Krebs hat auf die Lymphknoten und/oder die Knochen gestreut. Die Zerstörung der Knochensubstanz durch Knochenmetastasen führt zu anhaltenden und entsetzlichen Schmerzen. Eine Hormontherapie kann die Symptome zwar lindern, aber der Krebs wird irgendwann weiterwachsen. Außerdem hat eine Hormontherapie Nebenwirkungen wie Hitzewallungen, Fatigue-Syndrom und Knochenschmerzen. Etliche meiner Patienten, deren Krebs sich immer weiter ausbreitete, haben sich für die metabolische Therapie entschieden. Ein paar Wochen nach Beginn der Behandlung stieg der

PSA-Wert nicht mehr an, sondern begann langsam zu sinken.

Ein Glioblastom, ein besonders aggressiver Hirntumor, kann sich manchmal aus einem bereits bestehenden Tumor bilden, der sich von einem niedriggradigen Tumor (Gliom) zu einem hochgradigen (Glioblastom) entwickelt hat. Mit infauster Prognose. Die metabolische Therapie scheint die Entwicklung eines Rezidivs zu verzögern.

Da die Entwicklung des Tumors schwer einzuschätzen ist und keine Tumormarker vorliegen, kann sich der Arzt nur auf neurologische Untersuchungen und Kernspintomografien verlassen. Letztere können bei subtilen Veränderungen in einem operierten Gehirn, das einer hochdosierten Strahlentherapie ausgesetzt war, jedoch schwierig zu interpretieren sein.

Wir wissen nicht, wie viel Zeit sich mit der metabolischen Therapie gewinnen lässt.

Derzeit wissen wir nicht, wie lange die durch die metabolische Therapie erzielte Atempause anhält. Doch der natürliche Krankheitsverlauf hat sich verändert: Die Patienten können zwar nicht geheilt werden, aber immerhin ein normales Leben führen.

Bei den aggressivsten Krebsarten ist die Behandlung noch nicht ausgereift

Die Zeit, in der sich der Tumor verdoppelt, kann anhand von Tumormarkern und ihrer Entwicklung geschätzt werden. Anhand von Blutuntersuchungen lässt sich oft ein Entzündungssyndrom mit einem Anstieg des CRP und der Blutsenkung feststellen.

Je kürzer diese Verdopplungszeit ist, desto aggressiver ist der Tumor. In dem Fall ist eine Chemotherapie erforderlich, um ihn schnell zu verkleinern. Es scheint, dass eine Chemotherapie mit einer metabolischen Therapie an Wirkkraft gewinnt. Die Patienten werden konventionell behandelt und durchlaufen zusätzlich eine metabolische Therapie. Die metabolische Therapie scheint jedoch an Wirksamkeit zu verlieren, je kürzer die Zeit ist, in der sich der Krebs verdoppelt.

Dies gilt vor allem nach einer intensiven Chemotherapie. Bei einem Rückfall wird dem Patienten die bestmögliche unterstützende Pflegebehandlung angeboten. Wenn er erst dann nach Alternativen sucht, ist es leider schon zu spät. Die Mitochondrien wurden durch die Chemotherapie geschädigt und es gelingt uns (zum jetzigen Zeitpunkt) noch nicht, den Gärungsvorgang zu stoppen.

Maurice Israël schlägt vor, Ketonkörper daran zu hindern, vom Tumor aufgenommen zu werden – und ich vertraue da ganz seiner Intuition. Es gibt jedoch keine Daten, die diese Theorie bestätigen könnten.

Die adjuvante Behandlung

Im CT, MRT und PET-Scan sind keine Fernmetastasen des Krebses erkennbar. Aber auch radiologische Untersuchungen haben ihre Grenzen. Tumore von einer Größe unter 1 cm^3 – immerhin eine Milliarde Zellen – lassen sich damit nicht sichtbar machen. Mit anderen Worten, Onkologen sind nicht in der Lage, kleinere Läsionen zu erkennen, wissen jedoch um die Wahrscheinlichkeit ihres Vorhandenseins.

Nach einem chirurgischen Eingriff schätzen Onkologen das Risiko einer Ausbreitung auf entfernte Regionen und die Überlebenszeit. Dabei berücksichtigen sie die Größe des Tumors, den Grad der Läsion und vor allem die Ausbreitung auf die Lymphknoten. So liegt beispielsweise das Risiko einer Ausbreitung auf entfernte Regionen bei einem kleinen Brusttumor (kleiner als 2 cm) ohne Lymphknotenbefall bei unter 10 %. Für die große Mehrheit der Patientinnen ist das Sterberisiko minimal. Wenn sich der Krebs auf die Lymphknoten ausgebreitet hat, ist die Sterblichkeitsrate höher; wenn mehr als drei Lymphknoten von Krebs befallen sind, liegt das Risiko eines metastasierten Rezidivs (und das Sterberisiko) bei etwa 80 %.

In den 1970er- und 1980er-Jahren wurde in klinischen Studien nachgewiesen, dass eine Chemotherapie, die ohne nachweisbare Erkrankung verabreicht wird, das Auftreten von Fernmetastasen verzögert und in manchen Fällen die Überlebensrate verbessert. Seitdem wurden aggressivere Behandlungsverfahren entwickelt. Sie verzögern eindeutig das Auftreten von Metastasen, aber die Frage, ob sie tatsächlich das langfristige Überleben verbessern, bleibt ungeklärt. Eine adjuvante Chemotherapie hat heftige Nebenwirkungen und viele Patienten zögern, sich dieser Behandlung zu unterziehen. Ich für meinen Teil bin nicht in der Lage, eine Antwort auf diese berechtigte Frage zu geben.

Anpassung und Überwachung der Behandlung

Heutzutage kann ein Onkologe, der eine Behandlung für metastasierten Krebs verordnet, nicht sicher sein, ob diese Wirkung zeigt. Er beurteilt das Ansprechen des Tumors erst mehrere Wochen später. Die Größe des Tumors kann er, wenn überhaupt, durch direktes Abtasten oder mithilfe von bildgebenden Verfahren bestimmen. Außerdem überprüft er, wie gut die Behandlung auf die vom Tumor verursachten Komplikationen wirkt. Wenn die Behandlung anschlägt, sollte ein durch den Krebs verursachtes Fieber oder ein durch Metastasen verursachter Pleuraerguss abklingen und der Patient sich besser fühlen.

Für diese Verzögerung von mehreren Wochen gibt es unterschiedliche Erklärungen. Erstens braucht es eine gewisse Zeit, bis ein Ansprechen des Tumors, d. h. die Verkleinerung des Tumors, festgestellt werden kann. Zweitens haben Onkologen nicht viel zu bieten, da sie wissen, dass Zweit- oder Drittlinientherapien selten anschlagen. Angesichts des Mangels an sinnvollen Alternativen besteht daher keine Eile, die Behandlung umzustellen.

Bei der metabolischen Krebstherapie geht es nicht darum, Patienten zu heilen, sondern ihr Leben zu verlängern.

Bei der metabolischen Krebstherapie geht es nicht darum, Patienten zu heilen, sondern ihr Leben zu verlängern. Wir sind froh, wenn sich der Krebs stabilisiert oder nur langsam wächst. Es muss lediglich regelmäßig überprüft werden, wie gut die Behandlung anschlägt, um sie bei Bedarf anpassen zu können.

Der wohl bekannteste Tumormarker ist das prostataspezifische Antigen (PSA), das von der Prostata gebildet wird. Ein erhöhter PSA-Wert deutet auf Prostatakrebs hin. Bei bereits vorhandenem Krebs signalisiert ein Anstieg des PSA-Wertes ein Tumorwachstum. Der Marker für Eierstockkrebs ist CA 125, für Brustkrebs CA 153, für Bauchspeicheldrüsenkrebs CA 199 und für Dickdarmkrebs das karzinoembryonale Antigen (CEA).

Die meisten Tumore – mit der bemerkenswerten Ausnahme von Hirntumoren – bilden Tumormarker, die zur Beurteilung des Tumoransprechens herangezogen werden können. Zu Beginn einer Therapie müssen sich Patienten zahlreichen Untersuchungen unterziehen; die Tumormarker sind wöchentlich zu prüfen und in Kurvendiagrammen einzutragen. Ein konstanter Anstieg deutet auf ein Tumorwachstum hin, während ein Rückgang eine Verbesserung signalisiert. Auch eine radiologische Untersuchung ist regelmäßig durchzuführen (monatlich oder zweimonatlich) und sollte in der Regel der Bestätigung der gemessenen Tumormarker dienen. Dank dieser engen Überwachung kann die Therapie angepasst werden, wenn sich die Daten ändern. Die Patienten beginnen die Therapie mit einer kohlenhydratarmen Ernährung, Liponsäure, Hydroxycitrat, Methylenblau und eventuell etwas später mit Chlordioxid. Dieser Therapieplan wird, wenn möglich, mit einer gezielten Therapie oder einer Hormontherapie kombiniert. Führt die Therapie nicht innerhalb weniger Wochen zu einer Stabilisierung der Tumormarker, muss der Patient eine zusätzliche konventionelle Behandlung erhalten. Diese Herangehensweise ist nur dann sinnvoll, wenn die Überlebenschancen mit der konventionellen Behandlung gering sind und der Patient den Drang verspürt, Alternativen auszuprobieren. Allerdings gibt es auch in diesem Fall gewisse Einschränkungen. Die Behandlung ist langwierig und kommt daher bei Patienten, die nur noch wenige Wochen zu leben haben, nicht infrage. Außerdem müssen die Betroffenen bei guter Gesundheit sein und dürfen keine funktionellen Störungen von Organen (Herzinsuffizienz, Niereninsuffizienz usw.) aufweisen. Die metabolische Therapie darf nicht in Betracht gezogen werden, wenn alle anderen Maßnahmen bereits gescheitert sind und der Tod unmittelbar bevorsteht.

Fallstudien

Fall Nr 1: Metastasiertes Uterussarkom

Im Mai 2017 litt eine 52-jährige Patientin bereits seit zwei Jahren an einem hochmalignen Uterussarkom, das kurz nach der Diagnose in die Lungen metastasiert war. 2015 wurde ihr Krebs mit einer Chemotherapie (Doxorubicin, Cisplatin und Ifosfamid) behandelt. Der Tumor bildete sich zunächst vollständig zurück, trat aber mehrere Monate später wieder auf. Anfang 2016 wurde eine neuartige Chemotherapie auf Basis von Trabectedin durchgeführt. Die Erkrankung blieb mehrere Monate stabil, die Lungenmetastasen wurden mittels Strahlentherapie sterilisiert.

Im Mai 2017 wurden bei ihr multiple meningeale Rezidive entdeckt, die starke Kopfschmerzen und Erbrechen verursachten. Eine Kernspintomografie (MRT) offenbarte die Diagnose einer karzinomatösen Meningitis, die durch den Nachweis von Krebszellen in der Gehirn-Rückenmark-Flüssigkeit (*Liquor*) bestätigt wurde. Obwohl die Behandlung mit Kortison die Schmerzen linderte, teilte der Arzt der Patientin und ihrem Ehemann mit, dass sie nur noch wenige Wochen leben würde. Die Patientin lehnte eine palliative Chemotherapie ab. Sobald sie aus dem Krankenhaus entlassen wurde, begann sie ohne ärztliche Aufsicht mit einer Behandlung mit Liponsäure und Hydroxycitrat in Kombination mit Chlordioxid in Form von CDL und später Methylenblau. Die Kopfschmerzen verschwanden innerhalb weniger Tage und die Patientin kam wieder zu Kräften. Sieben Jahre später geht es ihr gut und sie arbeitet wieder.

Fall 2: Metastasiertes Melanom

2016 erkrankte eine 74-jährige Frau an einem Melanom am linken Bein. Sie wurde noch 2016 operiert, doch der Krebs manifestierte sich sechs Monate später erneut auf der Haut und in den Lymphknoten. Eine Immuntherapie mit Interferon und Nivolumab, die nicht anschlug, verursachte eine abdominale Blutung. Trotz Bestrahlung der zahlreichen Hautmetastasen gelang es nicht, die Läsionen zu sterilisieren. 2020 wurde sie mit Deticen behandelt, im Februar 2021 mit Keytruda, doch beide Therapien schlugen nicht an. Im Juni desselben Jahres nässte ihre Haut am linken Bein und sie hatte Metastasen in den Lymphknoten. Ihr wurde eine Palliativbehandlung empfohlen. Die Patientin begann daraufhin die gleiche Behandlung wie die Patientin von Fall Nr. 1.

Innerhalb weniger Tage begannen die Metastasen zu schrumpfen und hörten auf zu nässen. Ein erneuter PET-Scan bestätigte drei Monate später die partielle Remission. Leider traten ein Jahr später erneut Metastasen auf und die Patientin wurde auf eigenen Wunsch auf die Palliativstation verlegt. Sie ist inzwischen verstorben.

Fall 3: Prostatakrebs (Lokalrezidiv)

Ein 56-jähriger Patient unterzog sich im Juni 2021 einer radikalen Prostatektomie aufgrund eines Adenokarzinoms der Prostata mit Gleason-Score 7 (ein Maß für die Bösartigkeit eines Prostatakarzinoms). Die Operationsränder waren positiv (Vorhandensein von Krebszellen an den Rändern des entfernten Gewebes). Kurze Zeit später wurde ein Lokalrezidiv diagnostiziert. Der Patient lehnte eine postoperative Strahlentherapie und eine Hormontherapie ab. Im September 2022 wurde bei einem PET-Scan ein 7 × 8 mm großes Lokalrezidiv im *Apex prostatae* festgestellt.

Der Beginn der metabolischen Therapie Ende November 2022 fiel mit der Stabilisierung des PSA-Wertes zusammen. Bei einer erneuten Computertomografie wurde ein stabiles Lokalrezidiv festgestellt. Der Patient berichtete über keine größeren Nebenwirkungen.

Abbildung 8: PSA-Wert von Januar 2021 bis Mai 2024.

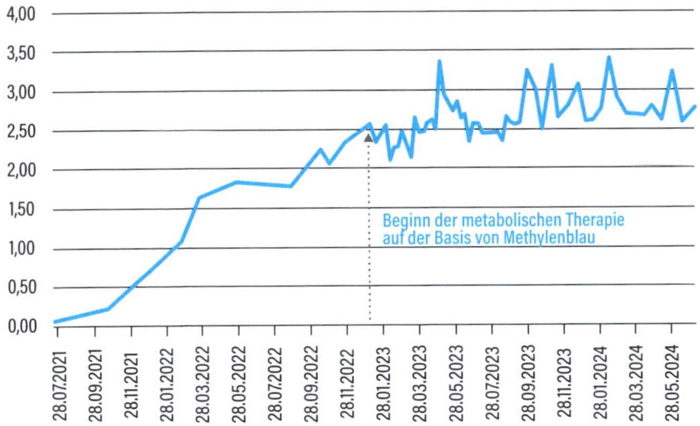

Fall 4: Metastasierter Prostatakrebs

Ein 74-jähriger Patient litt an einem prostatischen Adenokarzinom mit Gleason-Score 8, das bereits in die Lymphknoten metastasiert war. Eine konventionelle Behandlung (Strahlen- und Hormontherapie) lehnte er ab. Sein PSA-Wert stieg von 10 ng/ml (20. Dezember) auf 70 ng/ml am 23. Dezember, dem Beginn der Behandlung, und stabilisierte sich ab dem 24. Februar. Der Patient berichtete über mehrere Episoden von Hämaturie (Blut im Urin), die zu einer Transfusion führten. Die Ergebnisse der Zystoskopie waren unauffällig.

Fall 5: Metastasiertes Lymphom

Ein 66-jähriger Patient litt an einem diffusen metastasierten Lymphom, das zunächst mit einer Kombination aus Venetoclax und Rituximab und später nur mit Venetoclax behandelt wurde. Nach einiger Zeit brach er die Chemotherapie ab und begann eine Therapie mit Liponsäure, Hydroxycitrat, Methylenblau und Chlordioxid in Form von CDL. Acht Monate später waren die Schwellungen der axillären und klavikularen Lymphknoten verschwunden und sind auch nicht wieder aufgetreten. Es wurde von keinen Nebenwirkungen berichtet.

Fall 6: Chronische lymphatische Leukämie

Bei einer 70-jährigen Patientin wurde 2021 eine chronische myeloische Leukämie diagnostiziert. Die Leukozytenzahl lag bei 15 000 / ml. Im Juni 2023, als die Patientin mit der metabolischen Therapie begann, stieg sie auf 125 000. Zwei Jahre später lag sie bei 160 000 und stabilisierte sich.

Fall 7: Glioblastom

Bei einem 49-jährigen Patienten wurde im August 2023 teilweise ein Glioblastom entfernt. Einen Monat später hatte der Tumor gestreut, sodass eine hochdosierte Strahlentherapie nicht mehr möglich war. Dem Patienten wurde eine palliative Chemotherapie angeboten, die er ablehnte. Er begann sofort mit der metabolischen Therapie, wobei jeden Monat ein MRT des Gehirns durchgeführt wurde. Vier Monate später war der Patient wieder in der Lage, ein normales Leben zu führen und zu arbeiten. Die letzte MRT zeigte eine Abnahme der Tumormasse und des Ödems. Diese Stabilisierungsphase dauerte ein Jahr, dann begann der Tumor wieder zu wachsen. Der Patient kombiniert inzwischen unseren Therapieplan mit einer Chemotherapie.

Fall 8: Metastasiertes Tonsillenkarzinom

2021 wurde bei einer 60-jährigen Patientin ein lokal begrenztes Plattenepithelkarzinom der Tonsille diagnostiziert, das mit konventioneller Chemo- und Strahlentherapie behandelt wurde, was zu einer vollständigen Remission führte. Im August 2023 entwickelte sie Knochen- und Lungenmetastasen. Also begann sie mit der metabolischen Therapie. Im darauffolgenden PET-Scan zeigte sich eine Stabilisierung der Lungenmetastasen sowie eine Rückbildung der Knochenmetastasen.

Fall 9: Metastasiertes Pankreaskarzinom

Eine 83-jährige Patientin hatte einen im Peritoneum diffus metastasierten Tumor und einen Primärtumor in der Bauchspeicheldrüse, der im Februar 2022 diagnostiziert wurde. Sie kombinierte eine palliative Chemotherapie (Gemcitabin) mit einer metabolischen Therapie: Methylenblau (150 mg zweimal täglich, danach 250 mg einmal täglich), Chlordioxid in Form von CDL 3000 (als Kompresse + 30 ml / Tag verdünnt in 1 Liter Wasser), Liponsäure (600 mg zweimal täglich), Hydroxycitrat (600 mg zweimal täglich), kalorienarme, kohlenhydratarme Ernährung und Spaziergänge (mindestens 5000 Schritte am Tag).

Außerdem nahm sie noch Nahrungsergänzungsmittel ein: L-Carnosin, Kurkuma, Berberin, hochdosiertes Vitamin C (Injektion), hochdosiertes Vitamin D3, Vitamin K2, Omega-3, Magnesium, Betula und Quercetin. Ihr Tumor und die Metastasen blieben stabil und haben sich nicht weiterentwickelt.

Diese ausgewählten Fälle reichen nicht aus, um die Wirksamkeit der metabolischen Therapie zu beweisen. Es sollten unbedingt randomisierte klinische Studien durchgeführt werden, um den Nachweis für die Wirksamkeit dieses Ansatzes zu erbringen. Nichtsdestotrotz scheinen sie das zu bestätigen, was der Kinderheilkundler Abraham Jacobi bereits ein Jahrhundert zuvor beobachtet hatte: Unterschiedliche Fälle von fortgeschrittenem Krebs sprechen auf Methylenblau an. Ich kann zwar nicht sagen, aus welchem Grund diese alten Schriften in Vergessenheit geraten sind, aber ich kann diesbezüglich eine Vermutung äußern: Ende des 19. Jahrhunderts gab es kaum Arzneimittel. Meist handelte es sich um Tinkturen zur therapeutischen Anwendung sowie um Pflanzenextrakte. Es ist davon auszugehen, dass die Synthese farbloser Medikamente dazu geführt hat, dass therapeutische Farbstoffe aus dem Anwendungsbereich verfügbarer Behandlungen verdrängt wurden.

Schlussfolgerungen

Die Medizin lässt sich wie die Physik auf ein paar einfache Gleichungen reduzieren. Für eine Übersicht der verschiedenen Krankheitsbilder bedarf es eines Abstechers in die Physik und die Mathematik. Denn Lebewesen gehorchen den Gesetzen der Thermodynamik.

Methylenblau kann je nach Umfeld Elektronen übertragen oder aufnehmen. Bei der Krebsbehandlung gilt es, Molekülen wie NADH Elektronen zu entziehen.

Deshalb kommt man nicht umhin, das jeweilige Oxidations-Reduktions-Potenzial (Redoxpotenzial) von Patienten genau zu bestimmen. Bei der Krebsbehandlung gilt es, die Größe und die Wachstumsgeschwindigkeit des Tumors zu bestimmen sowie das Redoxpotenzial und den pH-Wert – alles Daten, die regelmäßig gemessen werden müssen und für den Arzt unerlässlich sind, um seine Behandlungsmethode festzulegen. Nach Bestimmung aller Daten lässt sich eine möglichst realistische Übersicht der Behandlungsmöglichkeiten erstellen. Bei dieser Herangehensweise ist Krebs nichts anderes als eine unspektakuläre und damit harmlose Erkrankung – vorausgesetzt, er wird auf unkomplizierte und unschädliche Weise behandelt. Die dafür erforderlichen Medikamente gibt es und sie sind überall erhältlich.

Mir ging es in diesem Buch darum, die Geschichte von Krebs neu zu schreiben und zu zeigen, dass es sich nicht um eine komplexe multifaktorielle Krankheit handelt, sondern vielmehr um die Folge einer verminderten elektronischen Leitfähigkeit, die zu Gärung führt. Es bedarf fundierter klinischer Studien, um diese Hypothese zu validieren. Bisher liegen uns nur die Erfahrungsberichte von Patienten vor, die wie Wunder anmuten. Dabei handelt es sich bei unseren fundierten Validierungen bestimmter Hypothesen um das Ergebnis langwieriger und sorgfältiger Arbeit. Ein Ergebnis, das sich wissenschaftlich erklären lässt.

Wir haben eine alternative Behandlungsmethode für Krebs gefunden, aber sie ist nur eine unter vielen. Es werden Wissenschaftler nach uns kommen, die noch bessere Mittel finden als Methylenblau oder Chlordioxid. Sie werden das perfekte Heilmittel entwickeln.

Das Medizin-Establishment hat auf diesen Durchbruch nicht reagiert. Deshalb haben wir beschlossen, unsere Erkenntnisse selbst zu veröffentlichen. Andere können dort Erfolg haben, wo wir gescheitert sind. Geld und Ruhm sind für meine Teams und mich nicht relevant. Die hier beschriebene Therapie ist nicht patentiert und es steht jedem frei, sie zu optimieren. 1921 isolierten Frederick Banting und Charles Best Insulin aus der Bauchspeicheldrüse von Schweinen, um es Diabetikern zu injizieren und ihnen so ihr Weiterleben zu ermöglichen. Anschließend überließen sie das Patent kostenlos der Industrie, weil sie glaubten, Menschen mit Diabetes so am besten helfen zu können. Wir tun es ihnen gleich.

Ich wollte ein allgemein verständliches Buch schreiben und habe daher auf Gleichungen, chemische Formeln und weitschweifende Ausführungen verzichtet. Irgendwann wird die Therapie, die ich hier näher beschreibe, wieder in der Versenkung verschwinden, denn Methylenblau reizt die Blase und hinterlässt Flecken; Chlordioxid erinnert mit seinem Geruch stark an Schwimmbäder. Man wird auf jeden Fall etwas Besseres finden, aber die zugrunde liegende Argumentation dieser Therapie ist nach wie vor relevant.

Die Art und Weise, wie wir Krebs begreifen und wie wir ihn behandeln wollen, ist eine echte Revolution. In erster Linie für die Patienten, aber auch für das Gesundheitssystem und die Pharmaindustrie. Preiswerte und wahrscheinlich wirksamere Substanzen können eben nicht mit hochentwickelten, überteuerten und nur begrenzt wirksamen Medikamenten konkurrieren.

Ein letztes Wort noch. Ich glaube an den Fortschritt und an die Menschheit. Seit meinem Medizinstudium beschäftige ich mich ausschließlich mit Krebs. Meine ganze Kraft habe ich dem Streben nach Heilung oder zumindest nach einer Gnadenfrist für Krebskranke gewidmet. Dieses Buch ist das Produkt menschlicher Intelligenz und menschlicher Zweifel. Aber es stellt auch einen entscheidenden Schritt im Verständnis allen Lebens und der einfachen Gesetze dar, die uns seit Jahrtausenden leben und gedeihen lassen.

Anhang

Zubereitung einer Chlordioxidlösung

Chlordioxid (ClO_2) ist ein synthetisches Gas, das in der Natur so nicht vorkommt. Wenn es in Wasser gelöst wird, bekommt es eine grünlich-gelbe Färbung und riecht leicht reizend – ein Geruch, der dem von Chlor ähnelt. Es wird oft als Desinfektionsmittel verwendet, hat aber auch die Fähigkeit, Gerüche zu neutralisieren und Pilze (Schimmelpilze) sowie Bakterien abzutöten.

Zur Herstellung wird Natriumchlorit ($NaClO_2$) mit einer Säure vermischt. Es findet eine chemische Reaktion statt, bei der sich Gas bildet (ClO_2). Dieses Gas kann von Wasser aufgenommen werden, mit dem es sich leicht vermischt. Dieser Punkt ist wichtig, um das Verfahren zur Herstellung einer Chlordioxidlösung zu verstehen.

Übrigens ist Chlordioxid sehr licht- und UV-empfindlich. Es muss daher in getönten Glasflaschen aufbewahrt und vor Licht und Wärme geschützt werden. Bei einer Temperatur von über 11 °C verdunstet es.

Grundsätzlich wird eine Handhabung an einem gut belüfteten Ort empfohlen. Chlordioxid sollte keinem direkten Sonnenlicht ausgesetzt werden. Außerdem wird während seiner Manipulation empfohlen, es möglichst nicht einzuatmen, da dies zu Reizungen der Atemwege führen kann.

Materialien und Inhaltsstoffe

- Ein 0,5-l-Einmachglas mit einem dichten Drahtbügelverschluss (Typ Le Parfait).
- Ein Schnapsglas, das in das Einmachglas passt.
- Eine Messpipette (10 ml).
- Natriumchlorit ($NaClO_2$) 25 %.
- Ein Reagenz: 4-prozentige Salzsäure (HCl) oder 50-prozentige Zitronensäure ($C_6H_8O_7$).

Bei Verwendung von 4-prozentiger Salzsäure als Reagenz

1. Gießen Sie 350 ml gefiltertes oder destilliertes Mineralwasser in das Einmachglas. Hierfür kann Mineralwasser mit niedrigem Mineralstoffgehalt (unter 35 mg pro Liter, auf 180 °C erhitzt) verwendet werden.
2. Stellen Sie das Schnapsglas in das Einmachglas: Sein Rand muss oberhalb des Wasserspiegels liegen.

3. Gießen Sie 5 ml 25-prozentiges Natriumchlorit in das Schnapsglas.
4. Fügen Sie 5 ml 4-prozentige Salzsäure hinzu.
5. Verschließen Sie das Einmachglas anschließend sofort und bewahren Sie es lichtgeschützt in einem Schrank auf. Lassen Sie alles mindestens zwölf Stunden stehen. Stellen Sie sicher, dass das Einmachglas fest verschlossen ist, damit das bei der Reaktion freigesetzte Gas nicht entweichen kann, wodurch weniger vom Wasser aufgenommen würde.
6. Beobachten Sie den Farbton der Flüssigkeit im Schnapsglas: Sie muss den gleichen Farbton haben wie das Wasser im Einmachglas. Wenn sie dunkler ist, lassen Sie sie noch etwas stehen.
7. Wenn die Flüssigkeit denselben Farbton wie das Wasser hat, stellen Sie das Einmachglas in den Kühlschrank und achten Sie darauf, dass dabei die Flüssigkeit im Schnapsglas nicht überläuft (Reagenzien dürfen niemals mit Wasser gemischt werden). Lassen Sie alles noch einmal vier Stunden stehen.
8. Nehmen Sie das Einmachglas aus dem Kühlschrank und stellen Sie es an einen luftigen, vor Sonnenlicht geschützten Ort. Öffnen Sie das

Einmachglas und entnehmen Sie schnell das Schnapsglas. Anschließend verschließen Sie das Einmachglas sofort wieder. Die Mischung aus Natriumchlorit und Salzsäure kann in eine kleine Flasche gefüllt und als Reinigungsmittel verwendet werden.

9. Zu diesem Zeitpunkt weist die Chlordioxidlösung im Glas eine Konzentration von nur 1500 ppm (*parts per million*) auf. Ein weiterer Zyklus ist erforderlich, um eine Konzentration von 3000 ppm zu erreichen.
10. Gießen Sie erneut 5 ml 25-prozentiges Natriumchlorit in das Schnapsglas und stellen es wie in Schritt 2 in das Einmachglas.
11. Fügen Sie 5 ml 4-prozentige Salzsäure hinzu und verschließen Sie anschließend das Einmachglas sofort und bewahren Sie es lichtgeschützt in einem Schrank auf. Lassen Sie die Mischung mindestens zwölf Stunden ruhen (siehe Schritt 6). Stellen Sie dann das Einmachglas vier Stunden in den Kühlschrank.
12. Öffnen Sie das Einmachglas an einem belüfteten Ort, füllen Sie die Chlordioxidlösung in ein Braunglasfläschchen um und bewahren Sie dieses im Kühlschrank auf. Zur Überprüfung der

Konzentration der Lösung können Teststreifen verwendet werden.

Bei Verwendung von 50-prozentiger Zitronensäure als Reagenz

Zunächst einmal müssen Sie Zitronensäure herstellen. Gehen Sie dazu folgendermaßen vor:

1. Vermischen Sie 100 ml Wasser und 100 g Zitronensäurepulver in einem Fläschchen.
2. Verschließen Sie das Fläschchen und schütteln Sie es mehrere Sekunden lang.
3. Lassen Sie es 24 Stunden stehen und schütteln Sie es dann erneut. Das Zitronensäurepulver sollte sich jetzt vollständig aufgelöst haben. Die Mischung ist fertig.

Es folgt die Beschreibung der Herstellung einer Chlordioxidlösung anhand von Zitronensäure:

1. Gießen Sie 350 ml gefiltertes oder destilliertes Mineralwasser in das Einmachglas.
2. Stellen Sie das Schnapsglas in das Einmachglas: Sein Rand muss oberhalb des Wasserspiegels liegen.
3. Gießen Sie 10 ml 25-prozentiges Natriumchlorit in das Schnapsglas.

4. Fügen Sie 10 ml 50-prozentige Zitronensäure hinzu.
5. Verschließen Sie das Einmachglas anschließend sofort und bewahren Sie es lichtgeschützt in einem Schrank auf. Lassen Sie alles mindestens zwölf Stunden stehen. Stellen Sie sicher, dass das Einmachglas fest verschlossen ist, damit das bei der Reaktion freigesetzte Gas nicht entweichen kann, wodurch weniger vom Wasser aufgenommen würde.
6. Beobachten Sie den Farbton der Flüssigkeit im Schnapsglas: Sie muss den gleichen Farbton haben wie das Wasser im Einmachglas. Wenn sie dunkler ist, lassen Sie sie noch etwas stehen.
7. Wenn die Flüssigkeit denselben Farbton wie das Wasser hat, stellen Sie das Einmachglas in den Kühlschrank und achten Sie darauf, dass dabei die Flüssigkeit im Schnapsglas nicht überläuft (Reagenzien dürfen niemals mit Wasser gemischt werden). Lassen Sie alles noch einmal vier Stunden stehen.
8. Öffnen Sie das Einmachglas an einem belüfteten Ort, füllen Sie die Chlordioxidlösung in ein Braunglasfläschchen um und bewahren Sie dieses im Kühlschrank auf.

Danksagungen

Die verschiedenen Beiträge in diesem Buch, das Sie in Händen halten, wurden im Laufe mehrerer Jahre verfasst. Mein Dank gilt in erster Linie meinen Patienten und ihrem Mut, das Unmögliche zu versuchen und uns anschließend an ihren Erfahrungen teilhaben zu lassen.

Aus dem System auszubrechen, sich gegen das Unaussprechliche aufzulehnen, fällt schwer, denn der Preis, den man dafür zahlen muss, ist hoch. Zahlreiche Patienten wurden vom Gesundheitssystem ausgemustert, weil sie eine Chemotherapie ablehnten, die sie für unsinnig hielten. Sie mussten sich selbstständig und eigenverantwortlich um ihre Gesundheit und ihr Überleben kümmern. Aber auch die beteiligten Wissenschaftler haben einen hohen Preis gezahlt.

Es war ein großartiges Abenteuer und wir sind, da bin ich mir sicher, alle stolz, es erlebt – und überlebt – zu haben.

Mein besonderer Dank geht an Elvire Sieprawski, Herausgeberin beim Verlag Editions Thierry Souccar.

Literatur

1. Chast F. 2005. Les colorants, outils indispensables de la révolution biologique et thérapeutique du xixe siècle. *Revue d'histoire de la pharmacie*, 348, 487, 504.
2. Couto M. 1908. Les injections endo-veineuses du bleu de méthylène dans le paludisme. *Bulletin de la Société de pathologie exotique*, 1(5), 292–295.
3. Lu G., Nagbanshi M., Goldau N. *et al.* 2018. Efficacy and safety of methylene blue in the treatment of malaria: A systematic review. *BMC Medicine*, 16(1), 59.
4. Dicko A., Roh M. E., Diawara H. *et al.* 2018. Efficacy and safety of primaquine and methylene blue for prevention of Plasmodium falciparum transmission in Mali: A phase 2, single-blind, randomised controlled trial. *The Lancet Infectious Diseases*, 18(6), 627–639.
5. Tardivo J. P., Wainwright M., Baptista M. S. 2012. Local clinical phototreatment of herpes infection in São Paulo. *Photodiagnosis and Photodynamic Therapy*, 9(2), 118–121.
6. Hamidi-Alamdari D., Hafizi-Lotfabadi S., Bagheri-Moghaddam A. *et al.* 2021. Methylene blue for treatment of hospitalized Covid-19 patients: A randomized, controlled, open-label clinical trial, phase 2. *Revista de Investigación Clínica*, 73(3), 190–198.
7. Altschule M. D., Henneman D. H., Holliday P., Goncz R. M. 1956. Carbohydrate metabolism in brain disease. VI. Lactate metabolism after infusion of sodium d-lactate in manic-depressive and schizophrenic psychoses. *AMA Archives of Internal Medicine*, 98(1), 35–38.

8. Pitts F. N., McClure J. N. 1967. Lactate metabolism in anxiety neurosis. *New England Journal of Medicine*, 277(25), 1329–1336.
9. Sajdyk T. J., Schober D. A., Gehlert D. R., Shekhar A. 1999. Role of corticotropin-releasing factor and urocortin within the basolateral amygdala of rats in anxiety and panic responses. *Behavioural Brain Research*, 100(12), 207–215.
10. Bodoni P. 1899. Dell'azione sedativa del bleu di metilene in varie forme di psicosi. *Clin Med Ital*, 24, 217–222.
11. Sainsbury H. 1900. Methylene blue as an hypnotic. *Journal of Mental Science*, 46(193), 376.
12. Naylor G. J., Martin B., Hopwood S. E., Watson Y. 1986. A two-year double-blind crossover trial of the prophylactic effect of methylene blue in manic-depressive psychosis. *Biological Psychiatry*, 21, 915–920.
13. Alda M., McKinnon M., Blagdon R. *et al.* 2017. Methylene blue treatment for residual symptoms of bipolar disorder: randomized crossover study. *The British Journal of Psychiatry*, 210(1), 54–60.
14. Deutsch S. I., Rosse R. B., Schwartz B. L. *et al.* 1997. Methylene blue adjuvant therapy of schizophrenia. *Clinical Neuropharmacology*, 20(4), 357–363.
15. Zoellner L. A., Telch M., Foa E. B. *et al.* 2017. Enhancing extinction learning in posttraumatic stress disorder with brief daily imaginal exposure and methylene blue: A randomized controlled trial. *The Journal of Clinical Psychiatry*, 78(7), e782–e789.
16. Atamna H., Kumar R. 2010. Protective role of methylene blue in Alzheimer's disease via mitochondria and cytochrome c-oxidase. *Journal of Alzheimer's Disease*, 20(s2), S 439–S 452.
17. Rodriguez P., Zhou W., Barrett W. D. *et al.* 2016. Multimodal randomized functional MR imaging of the effects of methylene blue in the human brain. *Radiology*, 281(2), 516–526.

18. Wischik C. M., Staff R. T., Wischik D. J. *et al.* 2015. Tau aggregation inhibitor therapy: An exploratory phase 2 study in mild or moderate Alzheimer's disease. *Journal of Alzheimer's Disease*, 44(2), 705–720.
19. Wilcock G. K., Gauthier S., Frisoni G. B. *et al.* 2018. Potenzial of LMTM monotherapy for treatment of mild Alzheimer's disease: Cohort analysis as modified primary outcome in a phase III clinical trial. *Journal of Alzheimer's Disease*, 61(1), 435–457.
20. Biju K. C., Evans R. C., Shrestha K. *et al.* 2018. Methylene blue ameliorates olfactory dysfunction and motor deficits in a chronic MPTP / probenecid mouse model of Parkinson's disease. *Neuroscience*, 380, 111–122.
21. Jacobi A. 1906. Methylthionin hydrochlorid in inoperable cancer. *Journal of the American Medical Association*, 47(19), 1545–1546.
22. Rambaud L. 1893. *Du bleu de méthylène en thérapeutique. Application au traitement de l'hyperchlorhydrie* [Dissertation in Medizin].
23. Meyer W. 1893. The results obtained from the use of aniline products in the treatment of carcinoma. *Annals of Surgery*, 18(5), 522–545.
24. Pursell R. T. 1957. Treatment of cancer in dogs by intravenous methylene blue. *Nature*, 180(4597), 1300.
25. Mansfield C. W., Barnett C., Gibbs H. D. 1925. Studies on oxidation-reduction. VIII. Methylene blue. *Public Health Reports* (18961970), 40(23), 1131–1201.
26. Christakis P. 2011. Bicentennial: The birth of chemotherapy at Yale. *The Yale Journal of Biology and Medicine*, 84(2), 169–172.
27. Warburg O. 1956. Über die Entstehung der Krebszellen. *Science*, 123(3191), 309–314.
28. Racker E. 1982. Otto Warburg in 1932. *Trends in Biochemical Sciences*, 7(12), 448–449.

29. Shay J. W., Werbin H. 1988. Cytoplasmic suppression of tumorigenicity in reconstructed mouse cells. *Cancer Research*, 48(4), 830–833.
30. Szent-Györgyi A. 1963. Lost in the twentieth century. *Annual Review of Biochemistry*, 32(1), 1–15.
31. Attal R., Bakkar A., Bouillaud F. *et al.* 2024. From electrons to cancer: Redox shift as a driving force of tumorigenesis. *Advances in Redox Research*, 10, 100087.
32. Sonnenschein C., Soto A. M. 2008. Theories of carcinogenesis: an emerging perspective. *Seminars in Cancer Biology*, 18(5), 372–377.
33. Attal R., Schwartz L. 2021. Thermally driven fission of protocells. *Biophysical Journal.* 120(18), 3937–3959.
34. Warburg O. (1956). Über die Entstehung der Krebszellen. *Science*, 124 (3215), 269–270.
35. Krisko A., Radman M. 2019. Protein damage, aging and agerelated diseases. *Open Biology*, 9(3), 180249. — Slade D., Radman M. 2011. Oxidative stress resistance in Deinococcus radiodurans. *Microbiology and Molecular Biology Reviews*, 75(1), 133–191.
36. Orgel L. E. (2008). The implausibility of metabolic cycles on the prebiotic earth. *PLoS Biology*, 6(1), e18. – Springsteen g., Yerabolu J. R., Nelson J., Rhea C. *et al.* 2018. Linked cycles of oxidative decarboxylation of glyoxylate as protometabolic analogs of the citric acid cycle. *Nature Communications*, 9(1), 1–8.
37. Hachiya M., Akashi M. 2005. Catalase regulates cell growth in HL60 human promyelocytic cells: Evidence for growth regulation by H2O2. *Radiation Research.* 163(3), 271–282.
38. Bailar J. C., Gornik H. L. 1997. Cancer undefeated. *New England Journal of Medicine*, 336(22), 1569–1574.
39. Shet T., Agrawal A., Chinoy R. *et al.* 2007. Changes in the tumour grade and biological markers in locally advanced breast cancer after chemotherapy. Implications for a pathologist. *The Breast Journal*, 13(5), 457–464.

40. Bloom H. J., Richardson W. W., Harries E. J. 1962. Natural history of untreated breast cancer (1805–1933). *British Medical Journal*, 2(5299), 213–221.
41. Henry M., Radman M., Benichou L. *et al.* 2022. Singlet dioxygen $^1O_2$, its generation, physicochemical properties and its possible hormetic behavior in cancer therapy. Substantia, 6(1), 2536. — Da Veiga Moreira J., Schwartz L., Jolicœur M. 2020. Targeting mitochondrial singlet oxygen dynamics offers new perspectives for effective metabolic therapies of cancer. *Frontiers in Oncology*, 10, 573399.
42. Amling C. L. 2001. Diagnosis and management of superficial bladder cancer. *Current Problems in Cancer*, 25(4), 219–279.
43. Mulé J. J., Shu S., Schwartz S. L., Rosenberg S. A. 1984. Adoptive immunotherapy of established pulmonary metastases with LAK cells and recombinant interleukin-2. *Science*, 225(4669), 1487–1489.
44. Balduzzi S., Mantarro S., Guarneri V. *et al.* 2014. Trastuzumab-containing regimens for metastatic breast cancer. *Cochrane Database of Systematic Reviews*, 6, CD006242.
45. Kroschinsky F., Stölzel F., Von Bonin S. *et al.* 2017. New drugs, new toxicities: Severe side effects of modern targeted and immunotherapy of cancer and their management. *Critical Care*, 21(1), 1–11.
46. Kearns C. E., Schmidt L. A., Glantz S. A. 2016. Sugar industry and coronary heart disease research: A historical analysis of internal industry documents. *JAMA Internal Medicine*, 176(11), 1680–1685.
47. Welch H. G. 2006. *Should I be tested for cancer? Maybe not and here's why.* University of California Press.
48. Greenstein J. P., Haddow H. 1958. *Advances in cancer research.* New York Academic Press.
49. Tannenbaum A. 1947. Effects of varying caloric intake upon tumor incidence and tumor growth. *Annals of* the *New York Academy of Sciences*, 49(1), 5–18.

50. Martinez-Outschoorn U. E., Balliet R., Lin Z. *et al.* 2012. BRCA1 mutations drive oxidative stress and glycolysis in the tumor microenvironment. *Cell Cycle*, 11(23), 4402–4413.
51. Schwartz L., Guais A., Chaumet-Riffaud P. *et al.* 2010. Carbon dioxide is largely responsible for the acute inflammatory effects of tobacco smoke. *Inhalation Toxicology*, 22(7), 543–551.
52. Schatz A., Bugie E., Waksman S. A. 1944. Streptomycin, a substance exhibiting antibiotic activity against gram-positive and gram-negative bacteria. *Proceedings of the Society for Experimental Biology and Medicine*, 55(1), 66–69.
53. Pfuetze K. H., Pyle M. M., Hinshaw H. C., Feldman W. H. 1955. The first clinical trial of streptomycin in human tuberculosis. *American Review of Tuberculosis and Pulmonary Diseases*, 71(5), 752–754.
54. Montégut L., Martínez-Basilio P. C., Da Veiga Moreira J. *et al.* 2020. Combining lipoic acid to methylene blue reduces the Warburg effect in CHO cells: From TCA cycle activation to enhancing monoclonal antibody production. *PLoS One*, 15(4), e0231770.
55. Da Veiga Moreira J., Nleme N., Schwartz L. *et al.* 2024. Methylene blue metabolic therapy restrains in vivo ovarian tumor growth. *Cancers (Basel)*, 16(2), 355.
56. Chan V. W., Tan W. S., Asif A. et al. 2021. Effect of radical prostatectomy and active surveillance in prostate cancer. *Cancers (Basel)*, 13(13), 3274.
57. Morvan D., Steyaert J. M., Schwartz L. *et al.* 2012. Normal human melanocytes exposed to chronic insulin and glucose supplementation undergo oncogenic changes and methyl group metabolism cellular redistribution. American *Journal of Physiology-Endocrinology and Metabolism*, 302(11), E1407–E1418.

58. Kearns C. E., Schmidt L. A., Glantz S. A. 2016. Sugar industry and coronary heart disease research: A historical analysis of internal industry documents. *JAMA Internal Medicine*, 176(11), 1680–1685.
59. Johnson R. J., Perez-Pozo S. E., Sautin Y. Y. *et al.* 2009. Hypothesis: Could excessive fructose intake and uric acid cause type 2 diabetes? *Endocrine Reviews* 30(1), 96–116.
60. Sharman M. J., Kraemer W. J., Love D. M. *et al.* 2002. A ketogenic diet favorably affects serum biomarkers for cardiovascular disease in normal-weight men. *The Journal of Nutrition* 132(7), 1879–1885.
61. Neal E. g., Chaffe H., Schwartz R. H. *et al.* 2008. Ketogenic diet for the treatment of childhood epilepsy: A randomized control trial. *The Lancet Neurology*, 7(6), 500–506
62. Klement R. J. 2019. Wilhelm Brünings' forgotten contribution to the metabolic treatment of cancer utilizing hypoglycemia and a very low carbohydrate (ketogenic) diet. *Journal of Traditional and Complementary Medecine*, 9(3), 192–200.
63. Authier S., Tremblay S., Dumulon V. *et al.* 2008. Acetoacetate utilization by breast and prostate tumors: a PET and biodistribution study in mice. *Molecular Imaging and Biology*, 10(4), 217–223.
64. Israël M., Schwartz L. 2020. SCOT is a vital enzyme for tumors: With reference to carney triad cancers and the ketogenic diet. *Trends in Research*, 3(12)..
65. Seyfried B. T. N., Kiebish M., Marsh J., Mukherjee P. 2009. Targeting energy metabolism in brain cancer through calorie restriction and the ketogenic diet. *Journal of Cancer Research and Therapeutics*, 5(1), S 7-S 15.
66. Maurer g. D., Brucker D. P., Bähr O. *et al.* 2011. Differential utilization of ketone bodies by neurons and glioma cell lines: a rationale for ketogenic diet as experimental glioma therapy. *BMC Cancer*, 11(1), 315.

67. Khodabakhshi A., Akbari M. E., Mirzaei H. R. *et al.* 2021. Effects of Ketogenic metabolic therapy on patients with breast cancer: A randomized controlled clinical trial. *Clinical Nutrition*, 40(3), 751–758.
68. Lv M., Zhu X., Wang H. *et al.* 2014. Roles of caloric restriction, ketogenic diet and intermittent fasting during initiation, progression and metastasis of cancer in animal models: a systematic review and meta-analysis. *PLoS One*, 9(12), e115147.
69. Nencioni A., Caffa I., Cortellino S., Longo V. D. 2018. Fasting and cancer: Molecular mechanisms and clinical application. *Nature Reviews Cancer*, 18(11), 707–719.
70. Daley A. J., Crank H., Saxton J. M. *et al.* 2007. Randomized trial of exercise therapy in women treated for breast cancer. *Journal of Clinical Oncology*, 25(13), 1713–1721.
71. Eynon N., Ruiz J. R., Meckel Y. *et al.* 2011. Mitochondrial biogenesis related endurance genotype score and sports performance in athletes. *Mitochondrion*, 11(1), 64–66.